AI 시대의 멘토, 형식지가 아닌 암묵지

당뇨발의 비밀

Diabetic Foot Secret

한승규 교수에게 듣는 **핵심 25가지 이야기**

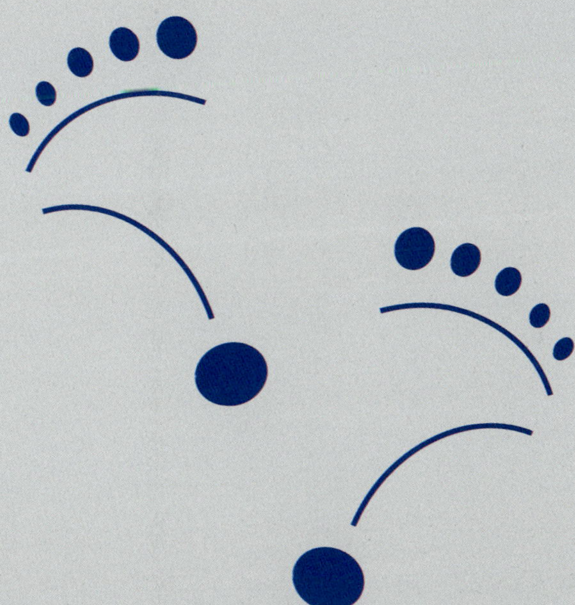

지은이 **한승규**

당뇨발의 비밀

첫째판 1쇄 발행 | 2025년 11월 3일
첫째판 1쇄 인쇄 | 2025년 11월 21일

지 은 이 한승규
발 행 인 장주연
출 판 기 획 최준호
책 임 편 집 송혜은
편집디자인 최정미
표지디자인 김재욱
마 케 팅 박예진
발 행 처 군자출판사(주)
등록 제4-139호(1991. 6. 24)
본사 (10881) **파주출판단지** 경기도 파주시 회동길 338(서패동 474-1)
전화 (031) 943-1888 팩스 (031) 955-9545
홈페이지 | www.koonja.co.kr

ISBN 979-11-7068-374-2 (93510)
정가 60,000원

당뇨발의 비밀

Diabetic Foot Secret

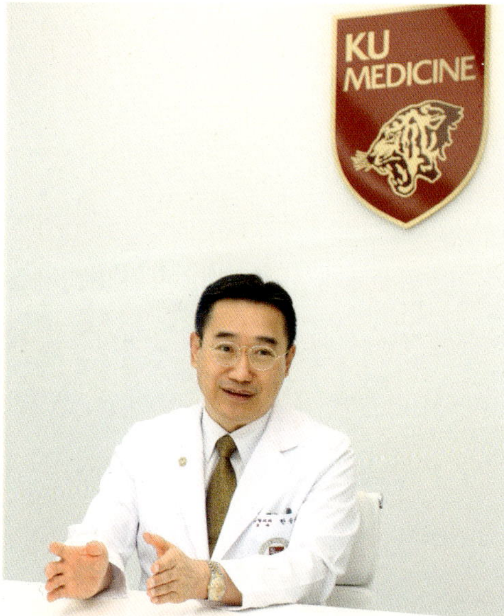

한승규

현재 고려대학교 의과대학 성형외과교수로 재직 중이며, 고려대 구로병원 성형외과에서 당뇨발과 피부암을 전공하고 있다. 미국 스탠포드대, 영국 옥스포드대, 덴마크 서던덴마크대 등에서 조직공학, 세포치료, 창상치유 등을 연수하였다. 고려대 구로병원 병원장, 대한창상학회 회장, 대한당뇨발학회 회장, 대한미용성형외과학회 이사장, Aesthetic Surgery Journal (미국) 편집위원 등을 역임하였다. 2024년 World's Top 2% Scientists로 선정되었고, 대한민국 의학한림원 정회원, International Wound Journal (영국) 편집위원 등으로 활동 중이다. 지은 책으로는 『당뇨성 창상의 이해와 치료』, 'Advances in Wound Repair', 'Innovations and Advances in Wound Healing' 등 20여 권이 있으며, 320여 편의 논문을 발표하였다.

머리말

당뇨발이란 질환은 AD 1025년 이슬람세계에서는 '현대의학의 아버지'라고 불리는 Avicenna라는 분이 저술한 'The Canon of Medicine'이라는 책에서 인류에게 처음 소개되었다. 따라서 2025년은 인류가 당뇨발을 인식한 지 1,000년째 되는 의미있는 해이다. 또한 2025년은 저자에게도 특별한 해이다. SCI 저널에 주저자(제1 저자 혹은 교신저자)로서 100번째 논문을 달성한 해이다. 지금은 논문을 작성하는 것이 편해져서 SCI 저널에 투고하는 것이 일반화돼 있지만 2000년대 초반까지만 해도 국내 잡지에 투고하는 것이 일상이었다. 그러다가 영문 교정 업체가 생기고, 통계분석도 지원이 되고, 참고문헌도 인터넷으로 찾아볼 수 있게 되고, 디지털카메라도 출시되고, 온라인 투고도 가능해지는 등 논문 작업이 획기적으로 쉬워지면서 SCI 저널 투고가 급격히 증가됐다. 저자도 10여 년 전부터는 "환갑 때까지는 SCI 주저자 논문 100편을 달성하자"는 꿈을 품게 되었다. 그러나 병원 보직을 4년가량 맡게 되면서 연구 활동이 어려워져 애초의 목표를 달성하지는 못했지만, 약 3년이 늦어진 올해 목표를 달성하게 됐다. 지금은 AI가 번역 작업까지 해주는 시대가 돼서 마음만 먹으면 논문 작성은 '식은 죽 먹기'지만 많은 논문을 아날로그 시대에 작업했던 저자로서는 정말 뿌듯했다. 젊은 시절 도서관에 가서 참고문헌을 복사해서 읽고, 병원 건너편의 사진관에 가서 필름사진기로 찍은 사진도 인화하고, 또 영어사전을 찾아가면서 논문을 쓰고, 종이에 타이핑해서 국제우편으로 미국에 보내던 일이 주마등처럼 스쳐갔고 내 자신이 기특하고 자축하는 기념을 하고 싶었다. 어떤 일을 하면 좋을까 생각하다가 그동안 당뇨발 연구를 많이 했지만, 당뇨발에 관한 지식은 논문 같은 형식지만으로는 표현하기 어려운 부분이 많아 이런 내용들을 책으로 쓰면 좋겠다는 생각이 머리를 스쳤다. 이런 작업은 AI 시대에 당뇨발 공부를 하는 의료진들에게도 도움이 될 수 있겠다고 생각했다.

그동안 인류는 당뇨발이라는 질환을 정복하기 위해 많은 지식을 축적하여 왔다. 현재는 AI를 비롯한 디지털 기술의 획기적 발달로 이렇게 축적된 많은 지식들이 데이터화 돼서 각 개인이 언제 어디서나 당뇨발에 관련된 지식을 쉽게 찾아볼 수 있는 시대가 되었다. 본 저서의 목적은 당뇨발에 대한 상세한 지식을 전달하기 위해서가 아니다. AI 시대에서 세부 지식은 AI에게 물어보면 된다. AI나 디지털 기술을 이용하여 당뇨발에 대한 지식을 좀 더 효과적으로 얻기 위한 방법을 저술한 책도 아니다. 오히려 AI는 제공해 주기 어려운, 아직은 사람만이 할 수 있다고 판단되는 내용을 전하기 위해 집필되었다. 즉, 기존의 당뇨발에 대한 세부적인 지식이나 연구결과들을 전달하려는 목적이 아니고, 저자가 지난 20여 년간 꽤 많은 당뇨발 환자들을 진료하면서 축적된 암묵지를 전하고자 하였다. 환자진료에 기반한 학습과 경험으로 저자에게 체화된 것들, 타 병원에서 전원된 환자들을 보면서 느꼈던 것들, 타 의료진들에게 강의하며 받았던 질문들을 통해 당뇨발 진료에 꼭 필요하다고 생각되는 이야기들을 후배 의료진과 환자분들에게 들려줌으로써 도움이 되고 싶었다. AI 시대에는 누구나 쉽게 얻을 수 있는 형식지보다는 경험적 지식을 바탕으로 한 암묵지에 대한 이야기가 더 중요할 수 있다고 생각했기 때문이다.

요즘도 당뇨발 환자들을 진료하면서 매일매일 아직 내 자신이 많이 부족하다고 느끼고 있기 때문에, 이런 작업을 하는 것 자체가 부끄럽기도 하였다. 그러나 "무언가를 해내는 것이 완벽한 것보다 더 낫다"는 실리콘밸리의 금언과 "매일 생각만 하면서 아무것도 하지 않는 사람에겐 미래가 없다. 우선 저질러야 한다. 다소 미흡해도 행동으로 옮겨야 한다"는 어느 책에서 용기를 얻었다. 또 당뇨발에 매진해 온 시니어 교수로서 "이 일은 부족하긴 하지만 내가 할 수 있는 일이 아닐까?"라는 생각도 하였다. 당뇨발은 누구나 진료하는 흔한 질환이지만 제대로 치료하기 위해서는 많은 경험과 지식이 필요하다. "무슨 일을 하느냐보다 그 일을 얼마나 잘 하느냐가 더 중요하다"는 말이 잘 적용될 수 있는 분야라고 생각한다. 저자의 문장력이 유려하지 못하여 곳곳에 미진한 부분이 많을 것으로 생각된다. 내용을 쉽게 전달하고자 하는 목적을 가지고 이야기하는 기분으로 편하게 썼으니 독자들의 넓은 이해를 구하며, 당뇨발을 이해하는 데 조금이나마 도움이 되길 기대한다.

끝으로 지난 35년간 늘 저자의 곁을 지켜 주고 부족함을 채워주며 따뜻한 안식처가 돼 준 아내 희연에게 말로는 다 표현할 수 없는 깊은 감사의 마음을 진한다. 또한 전공의 선생님들이 없던 지난하고 엄혹한 시절 정말 성심으로 빈자리를 메워 준 후배 교수님들과 외래간호사 선생님들, 특히 뿌리 같고 조용히 빛나는 '책임감의 상징' 손지원 선생님에게도 진심을 다해 감사드린다.

2025. 9. 3.

한 승 규

프롤로그

본문에 들어가기 전 책 내용에 대해 몇 가지 안내하고자 한다.

첫째, 앞서 얘기한 대로 AI를 통해 누구나 쉽게 얻을 수 있는 형식지보다는 저자의 경험을 바탕으로 한 암묵지를 전하려고 노력했기 때문에 개인적 사견이 포함돼 있다는 점을 강조하고 싶다.

둘째, 당뇨발이란 넓은 의미로는 당뇨환자의 발에 생기는 모든 문제를 총칭하는 용어지만, 좁은 의미로는 발에 창상(상처)이 생긴 것을 말하며, 당뇨병성 족부궤양, 당뇨성창상, 당뇨족 등으로 불리고 있다. 이 책에서는 좁은 의미인 창상이 있는 당뇨환자의 발을 당뇨발로 표현했다.

셋째, 상세한 의학적 지식을 전달하는 것이 목적이 아니고, 지식을 효과적으로 흡수하고 체화하는 데 도움이 되고자 했기 때문에 멘토가 얘기해주듯 간단하고 쉽게 쓰려고 노력했다. 당뇨발의 경우는 성형외과 의사뿐만 아니라 내과, 가정의학과, 정형외과 및 창상전문 간호사 등 여러 분야의 선생님들도 일차적인 진료를 담당하고 있기 때문에 창상을 전공하지 않는 선생님들도 쉽게 이해할 수 있도록 맥락과 핵심적인 내용만을 서술하였다.

넷째, 용어의 선택에 있어서도 의료진들에게 가장 익숙한 용어를 사용하여 이해가 쉽도록 하였다. 가능한 한 우리말 표현을 사용하려고 노력했으나 억지로 우리말 표현으로 기술할 경우 오히려 의미 전달이 어렵고 혼동될 수 있는 경우는 의료진들이 흔히 사용하는 용어 그대로 기술하였다.

다섯째, 그림과 환자들의 증례사진을 넣어 이해가 쉽도록 하였다. 많은 창상 관련 문헌들이 연구데이터에 기초하여 기술되기 때문에 지루하고 이해가 쉽지 않은 것이 사실이나. 본 저서는 그림과 사진을 기초하여 내용이 설명되도록 노력하였다.

마지막으로 책 내용 중 저자 연구팀의 자료를 언급한 부분들이 있다. 구체적인 연구방법이나 결과 등은 생략했으니, 혹시 상세한 정보가 필요하면 PubMed 등에서 저자 이름으로 검색하면 쉽게 찾을 수 있다.

한 승 규

목차

Part 01 당뇨발, 제대로 알기
Understanding Diabetic Foot: The Big Picture

목차

목차

PART 01

당뇨발, 제대로 알기

Understanding Diabetic Foot: The Big Picture

Chapter 01

“발이 편해야 온몸이 편하다” 라고 한다. 왜 그럴까?

▶ 발은 몸을 지탱하고 삶을 이끄는 매우 중요한 역할을 하고, 발 건강이 전신 건강과 직결된다고 하는데 왜 그럴까?

이 책의 처음은 발 이야기로 시작하고자 한다. 발은 우리 몸을 지탱하고 움직이는데 핵심적인 역할을 하기에, 예로부터 다양한 문화권에서 발의 중요성을 강조하는 말들이 전해져 오고 있다. “모든 병은 발에서 시작된다”, “발을 지키는 것은 그 사람의 인생을 지키는 것이다”라는 말이 있고, 우리 속담에서도 “발이 보배다”, “몸이 천 냥이면 발이 구백 냥이다”라고 했다. 발의 건강과 중요성이 그만큼 크다는 것을 강조하는 말들이다. 왜 하필 ‘발’일까?

동양의학이나 대체의학에서는 발은 우리 몸의 축소판이라고 한다. 발에는 인체의 모든 장기나 기관과 연결된 반사구(reflex zone)가 있다고 보고, 이 반사구를 자극하면 해당 부위의 기능이 활성화되거나 개선된다고 주장한다. 발가락 끝은 머리와 뇌, 발가락 아래는 눈, 귀, 부비동, 발바닥 중앙은 위, 간, 췌장, 발꿈치는 생식기와 방광, 발내측은 척추 등 이런 식이다. 그러나 여기서 이 얘기를 하려는 것은 아니다. 과학적 근거를 기반으로 발 질환이 왜 다른 질병과 연결될 수 있는지를 말하고자 한다.

1 발의 구조

우리 몸의 발에는 한쪽만도 26개의 뼈, 33개 관절, 56개 인대, 38개의 근육과 수많은 혈관, 신경, 림프관들이 복잡하게 얽혀 있다. 발톱도 있다. 이들은 뒤꿈치, 제1족지의 중족골두(metatarsal head), 제5족지의 중족골두 등 세 부위를 축으로 세 개의 아치(arch; 두 개의 longitudinal arch와 한 개의 transverse arch)를 형성한다(그림 1-1).

피부도 다른 부위와는 많이 다르다. 발바닥은 각질층이 매우 두껍고 단단하며, 진피층도 견고하고 강하다. 이런 구조는 체중 지지와 보행 시의 반복 마찰/압력을 견디도록 돕는다. 그러나 혈류공급이 상대적으로 적고, 두꺼운 각질층 때문에 창상회복이 느릴 수 있다. 진피층은 유두(papillae) 구조가 뚜렷하여 촉각, 압력, 진동 등의 감각수용체가 풍부하고 발달해 있다. 민감한 촉각·압각은 보행조절과 평형감지에 중요하다. 땀샘은 풍부하나 피지선(sebaceous gland)이 없다(특히 발바닥). 땀은 항균기능이 약하고 오히려 습한 환경을 조성해 무좀 등 감염을 유발한다. 피지(sebum)는 항균방어막의 중요한 요소다. 피부표면을 약산성(pH 4.5~5.5)으로 유지하여 세균증식을 억제하고, 피지에 포함된 지방산·스콸렌 등 자연 항균물질은 항균작용을 한다. 또 얇은 피지막이 물리적 장벽 역할을 해 수분증발을 막고 마찰이나 외부자극으로부터 보호해 주기도 한다. 따라서 발은 피지

그림 1-1

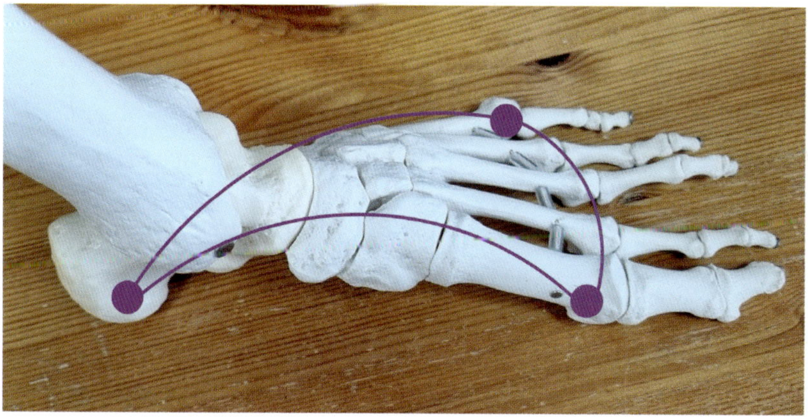

발의 세 개의 아치

가 없어 건조하면서도, 땀은 많고 신발 때문에 습기가 차기 쉬운 특이한 환경으로 감염에 이중으로 취약하다.

말초부위라 혈류가 가장 적고, 감염에 대한 방어력이 낮고, 보행으로 인한 반복적인 자극을 받고 발톱, 티눈 등 사소한 문제가 많이 생기지만, 또한 눈에 띄기 어려워 관찰에 소홀해지는 곳이 발이다. 그런데도 불구하고 몸 전체 면적의 2%(발바닥 면적)로 나머지 98%를 지탱하며 생활해야 하는 발의 운명이 안타깝다. 발은 걸을 때마다 우리 몸무게의 2~3배, 뛸 때는 3~4배의 무게를 감당해야 한다. 발의 아치들은 걸을 때는 낮아지다가 다시 원래 모양으로 돌아오면서 보행을 도와준다.

2 걷기의 중요성

하지에는 전신 근육의 2/3가 모여 있다. 걷기는 온몸을 단련하는 운동이다. 근육과 혈류에 도움이 돼서 요통, 고혈압, 당뇨, 소화질환, 치매 예방에 도움이 된다고 한다. 하루 30분 3km를 걸으면 최고혈압 20mmHg, 최저혈압 10mmHg가 낮아진다고 하고, 심장마비도 28% 감소하는 것으로 보고되고 있다. 뿐만 아니라 걸으면서 여러 생각을 하면 뇌기능도 활성화되고 주위의 풍경을 감상하면 기분도 좋아져서 우울증 예방 등 정신건강에도 도움이 된다. 발을 많이 사용하면 뇌가 자극되고 뇌세포가 활성화되고 두뇌 회전에도 도움이 된다. '의학의 아버지'라는 히포크라테스도 "걷는 것이 두뇌 회전에 가장 좋다"고 하였다.

그런데 나이가 들면서 발의 근력, 관절, 인대 등이 약해지면서 발아치들의 모양이 무너지고 기능이 떨어지게 된다. 여기에 지속적으로 과도한 압력이 가해지면 상태가 더욱 악화돼서 보행 시 쉽게 피로하고, 걸음걸이의 질이 떨어지면서 통증이 유발되기도 한다. 피부와 피하지방층도 감소하면서 걷는 시간이 줄어들게 되고, 결국 다른 질병들과 연결되는 악순환으로 이어진다.

고령이 되면 내성발톱(ingrowing nail)도 잘 생긴다. 원래 손발톱은 안으로 자라 들어가는 특성이 있다. 걸으면 발가락 바닥이 지면을 눌러 발톱을 펴는 역할을 하게 되는데 보행이 줄어들면 내성발톱이 잘 생기게 된다. 물론 조이는 신발 때문에 생기기도 한다(그림 1-2).

우리는 일생 동안 10만km가 훨씬 넘는 거리를 걷게 된다고 한다. 오랜 기간 발을 잘 사용하려면 평소 발관리를 게을리하면 안 된다. 발톱 자르기, 피부건조, 무좀, 굳은살, 티눈, 발변형 등 사소한 것들이라도 관리를 철저히 하는 것이 좋다. 관리가 잘 되면 노년이 즐겁고 행복하지만 잘못되면 절단으로 이어질 수도 있다.

3 발관리의 중요성

모든 사람의 발은 다 다르다. 민족적 차이도 있고 같은 사람도 양쪽 발이 다르다. 나이가 들면서 발상태가 약해지지만 개인 차이가 있고 특히 당뇨 환자는 노화로 인한 변화에 더하여 당뇨합병증으로 인한 문제까지 겹치기 때문에 평소 본인의 발 상태에 대한 정확한 판단을 하고 여기에 맞춰 발관리를 하는 것은 아무리 강조해도 지나치지 않다. “내 자신의 발을 알라”라는 말이 있을 정도다.

그림 1-2

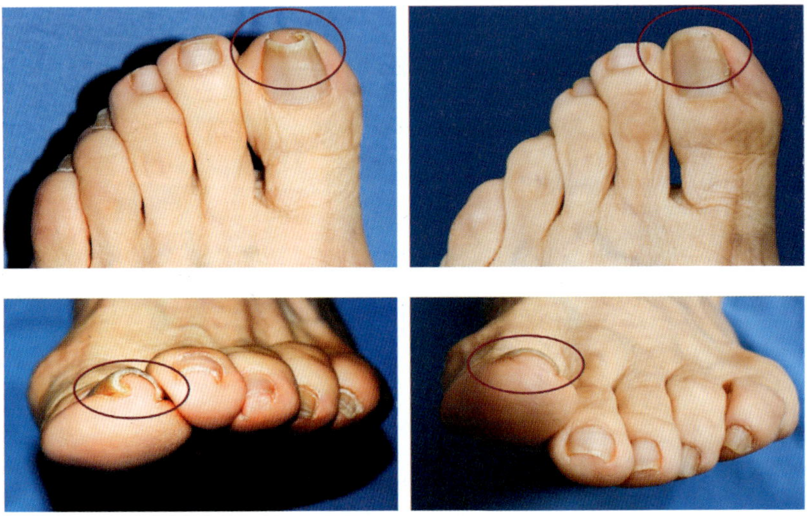

내성발톱 수술 전후

당뇨로 인해 발에 이상이 생기면 우리 몸의 일부분에 질환이 발생했다는 의미로 끝나는 것이 아니다. 보행이 어려워져서 각종 질병으로 이어질 수 있다는 것이 더 큰 문제인 것이다. 노인들은 걷는 것이 거의 유일한 운동인 경우가 많다. 보행이 줄어들면 제2의 심장이라고 하는 종아리 근육의 펌프기능을 저하시켜 혈류가 더욱 정체되고 신진대사나 심장기능에도 영향을 주게 된다(그림 1-3). 절단도 드물지 않다. 발절단의 50~70% 정도는 당뇨 때문이라고 한다.

안타까운 것은 미국이나 유럽을 비롯한 많은 나라에서는 발전문가인 podiatrist가 있어서 발관리가 초기부터 이루어지는데 반해 우리나라는 이 제도가 없어 발관리에 대한 인식이 상대적으로 떨어져 있는 것 같다는 것이다. 족부정형외과 전문의들이 이 역할을 하기는 하지만 주로 외상, 인공관절, 재건술 등 좀 더 복잡하고 전문적인 외과적 접근에 집중하는 경향이 있다. 비수술적 치료, 발톱이나 피부 관리, 티눈, 굳은살, 발 위생 등의 영역까지 살피기에는 현실적인 어려움이 있다. 당뇨발을 진료하는 의료진들이 우리나라에서 부족한 이 '2%'를 채워 줘야 한다고 생각한다. 당뇨발은 사소하게 시작되지만, 회복은 느리고 어렵고, 감염은 빠르고 깊게 진행되며 때론 절단까지 이어질 수 있기 때문이다.

그림 1-3

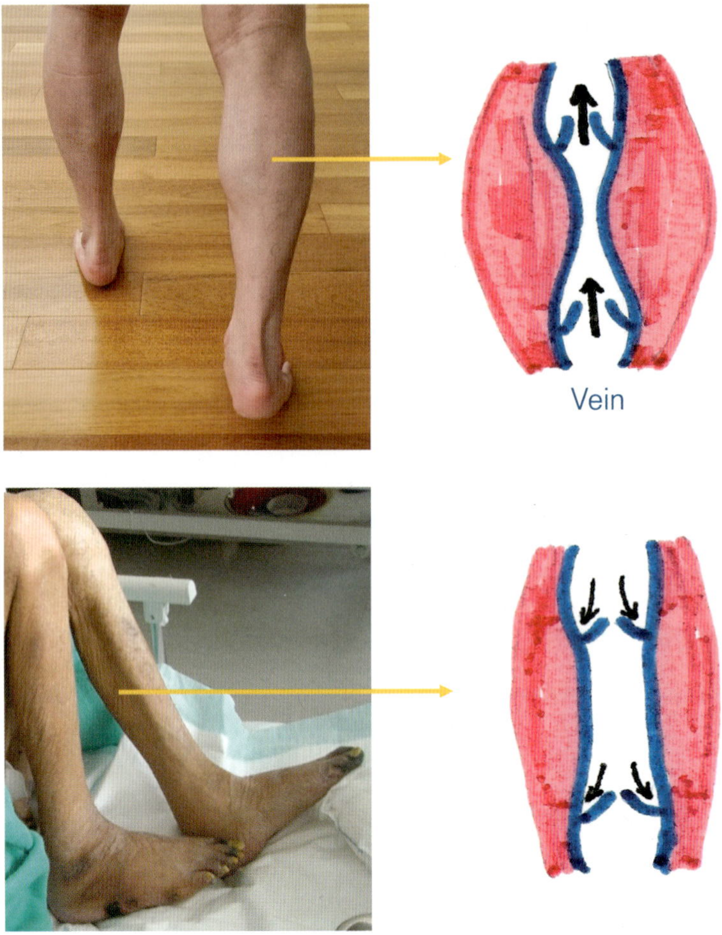

(상) 보행 시 종아리 근육의 펌프 기능이 원활해져 정맥혈류가 심장 쪽으로 잘 흐른다.
(하) 보행을 하지 못하면 혈류가 정체된다.

요 약

발에 문제가 생기면 보행이 어려워지고, 보행이 어려워지면 다른 질병으로 연결될 수 있다. 나이가 들면 발의 구조변화와 기능저하로 인해 자연스럽게 발의 이상이 생기고 보행도 덜 하게 된다. 당뇨는 이런 변화를 더욱 악화시키므로 발관리를 철저히 하는 것이 중요하다.

Chapter 02

당뇨발은 왜 생길까?

▶ 당뇨와 창상치유가 어떤 관계가 있길래 당뇨가 있으면 창상이 쉽게 생기고, 잘 낫지도 않을까?

이 장에서는 혈당이 높으면 왜 우리 몸에 이상이 생기고, 당뇨발로 진행되는지 간단히 살펴보도록 하겠다.

1 세포손상

우리가 음식을 먹으면 위로 들어온 후 포도당으로 분해된다. 이 포도당은 혈관내로 흡수돼서 혈관을 따라 우리 몸을 순환하면서 우리 몸을 이루는 약 260 종류의 세포들, 개수로는 30~60조 개의 세포들 안으로 들어가 세포활동에 필요한 에너지원(ATP생성)으로 사용된다. 그런데 우리 몸을 이루는 세포는 포도당이 세포내로 유입되는 경로에 따라서 두 종류의 세포로 나뉜다.

하나는 인슐린 의존 세포로 인슐린이 있어야 세포내로 포도당이 들어갈 수 있는 세포들이다. 지방세포나 근육세포, 면역세포 등이 여기에 해당된다. 마치 인슐린이 세포막에 있는 통로의 문을 열어서 포도당이 안으로 들어갈 수 있도록 해 주는 열쇠 역할을 하는 것이다. 그런데 인슐린이 부족하거나 혹은 기능을 제대로 하지 못하면 혈액에 있는 포도당이 세포내로 들어가지 못하게 된다. 따라서 세포내에 포도당이 부족하게 돼서 '굶주린 상태'가 되면서 에너지 결핍이 오고 결국 세포손상을 받게 된다. 반면, 혈액에는 과도한 포도당이 축적되는 이중의 문제가 발생한다.

또 다른 한 종류의 세포는 인슐린과는 상관없이 포도당이 세포내로 유입될 수 있는 인슐린 비의존성 세포들인데 이런 경우는 오히려 고혈당으로 인해 세포내로 포도당이 과잉 유입되기 때문에 소르비톨이나 활성산소, advanced glycation end-products (AGEs) 등 독성물질이 증가해서 염증 및 세포손상을 일으키는 것이다. 혈관세포, 신경세포 등이 여기에 해당한다. AGEs는 혈관벽과 신경을 손상시키는 대표물질이다.

이렇게 우리 몸을 이루는 세포손상으로 인해 몸에 여러 가지 이상이 생기게 되는 것이다.

2 당뇨병과 당뇨발

당뇨로 인해 손상받는 여러 세포 중 당뇨발에 밀접히 관련된 세포들이 있는데, 바로 혈관세포, 면역세포, 신경세포, 피부세포 등이다. 특히 이들은 고혈당 환경에서 쉽게 손상된다. 이들의 기능이 저하되면 혈관계, 면역계, 신경계, 피부기능 모두를 손상시킨다. 결국 혈관합병증, 감염취약성, 신경합병증, 조직재생능력저하로 이어져서 창상이 잘 생기고 생긴 창상은 치유가 어렵게 되는 것이다(그림 2-1).

1) 혈관합병증

고혈당과 AGEs는 혈관내피세포 기능을 망가뜨리고, 산화스트레스와 염증이 증가하여 혈관수축, 혈류저하, 혈전형성을 유도하게 된다. 따라서 창상부위로 충분한 산소와 영양분이 전달되지 못한다.

2) 감염취약성

고혈당 상태에서는 세균이 쉽게 증식한다. 또 백혈구의 기능이 저하돼서 탐식작용(식균작용)과 화학주성(염증부위로 모이는 능력)이 감소한다. 세균을 인식하고 제거하는 능력이 떨어지므로 감염에 더 쉽게 노출되게 된다. T세포와 B세포 기능도 떨어져서 항체생성과 세포면역 반응을 약화시킨다. AGEs는 면역세포의 정상적인 반응을 방해한다.

또한 혈관합병증으로 인해 이차적인 문제도 발생한다. 손상부위로 산소와 영양공급이 부족해져 창상치유가 지연될 뿐만 아니라, 면역세포와 항체가 충분히 공급되지 않아 감염이 더 잘 발생한다. 즉, 면역세포 기능저하, 혈액순환장애, 고혈당 환경에서 세균이 쉽게 증식하는 등의 복합적인 이유로 인해 당뇨병 환자는 일반인보다 감염에 훨씬 취약하게 된다.

3) 신경합병증

지속적인 고혈당으로 인해 신경세포와 신경을 둘러싼 미세혈관이 손상

그림 2-1

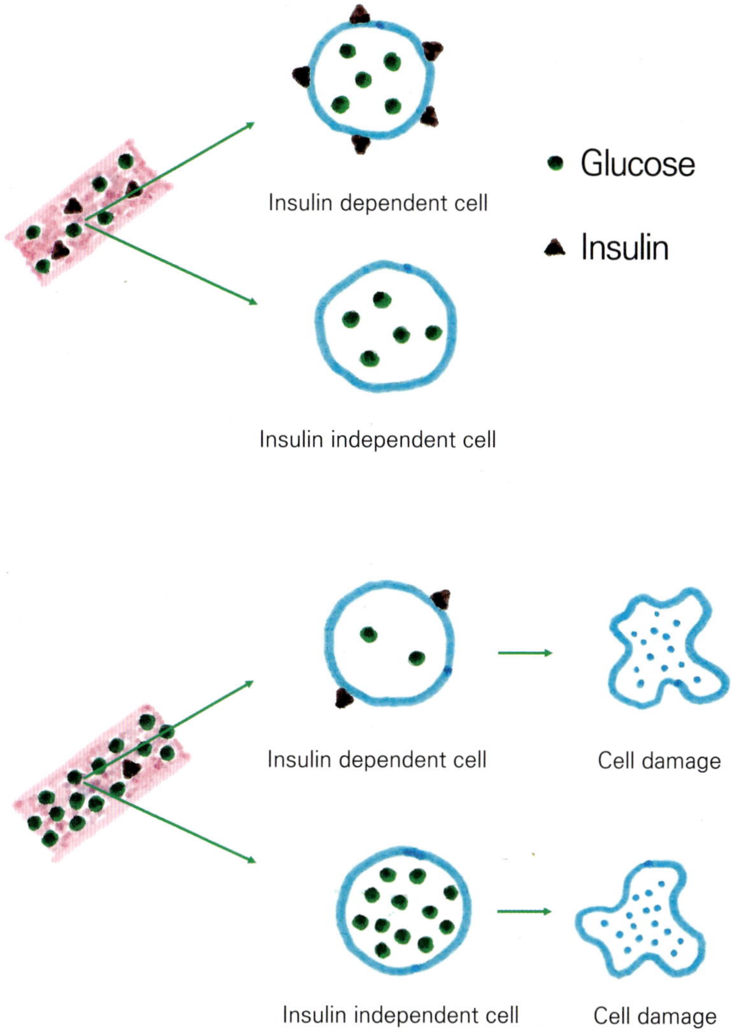

(상) 일반적인 세포내의 포도당.
(하) 당뇨환자의 세포내 포도당. 너무 부족하거나 과다하게 돼서 결국은 세포손상으로 이어진다.

된다. 특히 미세혈관이 막히거나 혈류가 감소하면 신경세포에 산소와 영양 공급이 부족해진다. 또한 소르비톨 축적과 산화스트레스는 신경세포를 직접 손상시켜 신경전달이 느려지고 감각이 저하됨으로써 압력손상을 받게 된다. 반대로 신경손상이 과도한 통증의 형태로 나타나기도 된다.

4) 조직재생능력저하

피부세포의 재생능력이 떨어져 창상치유가 지연된다. 피부를 이루는 주 구성세포인 섬유아세포의 기능부전으로 결손 부위에 육아조직이 형성되지 않고, 각질세포의 기능부전으로 상피가 형성되지 않는다. 따라서 피부장벽이 약해져 감염에도 취약해진다.

요 약

우리 몸을 이루는 세포는 (1) 인슐린이 있어야 포도당이 세포내로 유입되는 세포와 (2) 인슐린과 상관없이 포도당이 세포내로 유입이 되는 세포가 있다. 인슐린 의존성 세포는 당뇨로 인해 세포내로 포도당이 유입되지 못하여 에너지원이 결핍되기 때문에 세포손상을 받게 된다. 또한 혈액내에는 반대로 과도한 포도당이 쌓이게 되기 때문에 인슐린 비의존성 세포들에게는 과량의 포도당이 세포내로 유입되고 여러 가지 독성물질이 축적되어 세포손상을 일으키게 된다. 특히 당뇨발 치유에 관여하는 혈관세포, 면역세포, 신경세포, 피부세포 등이 이런 변화에 민감하기 때문에 쉽게 손상되고, 창상으로 인한 문제들이 발생하게 되는 것이다.

Chapter 03

당뇨발을 왜 공부해야 할까?

▶ 당뇨발은 어렵고 복잡해서 관심을 갖고 싶지 않은데 그래도 당뇨발을 공부해야 할까? 또 당뇨발은 모든 만성창상 치료의 기초가 된다고 하는데 이유는?

당뇨발은 어렵고 복잡하고 또 예후도 좋지 않아서 다른 창상들만 치료하고 당뇨발 환자들은 별로 보고 싶지 않다는 사람들도 있다. 그러나 이것은 잘못된 생각이다. 당뇨발을 공부해야 하는 이유는 두 가지로 설명할 수 있다.

1 당뇨발을 피하기는 거의 불가능하다

당뇨발 환자가 너무 많다. 통계에 따르면 성인 인구의 약 10% 정도가 당뇨병 환자라고 한다. 유병률도 계속 증가하고 있다(그림 3-1).

그리고 당뇨병 환자 중에서 약 20~30% 정도는 당뇨발이라는 합병증을 갖는 것으로 나타나 있다. 그 비율도 역시 점점 증가하고 있다(그림 3-2).

그림 3-1

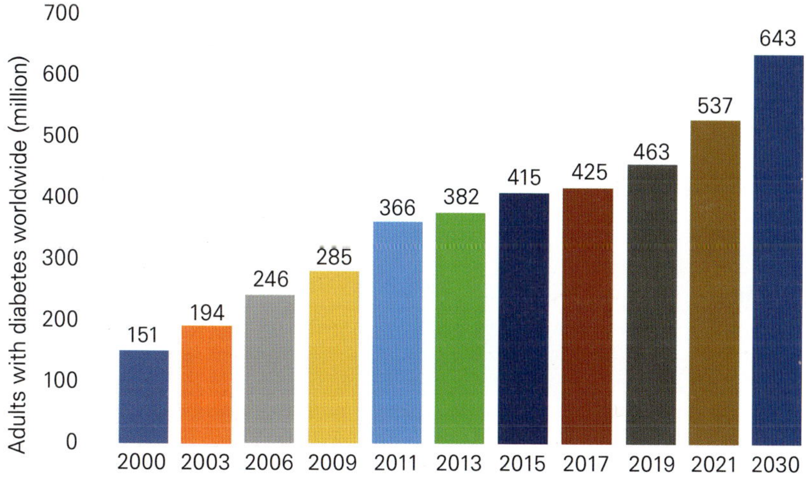

당뇨병 환자의 유병률

출처: Estimates of the global prevalence of diabetes worldwide (20–79-year age group). Results from the International Diabetes Federation Atlas, 10th edition.

그림 3-2

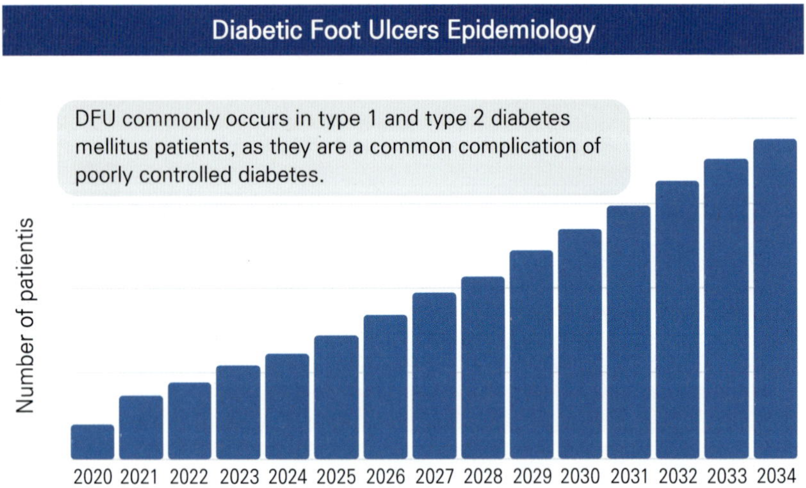

당뇨발 환자의 유병률

출처: DelveInsight. Diabetic Foot Ulcers Market Insight, Epidemiology and Market Forecast – 2034. [Market research report] 2024. (Includes epidemiology and market trends in US, EU4, UK, Japan.) Available via EIN Presswire summary

예를 들어 1,000베드 규모의 종합병원이라고 하면 약 4,000명 정도의 외래환자를 포함하여 대략 5,000명 정도의 환자를 매일 진료하게 된다. 따라서 10%인 500명 정도가 당뇨병 환자일 것이고, 그 중 20~30% 즉 100명~150명이 당뇨발 합병증을 갖고 있는 환자라고 볼 수 있다. 즉 최소 100명 이상은 매일 당뇨발 환자들을 만나게 된다는 뜻이다. 500베드 병원이라고 하면 약 50명 정도를 보게 된다. 그렇기 때문에 창상을 다루는 의료인이라면 당뇨발 환자를 만나지 않을 수가 없다. 모두가 당뇨발 전문가가 되라는 뜻이 아니다. 최소한 당뇨발에 대한 기본적인 이해와 지식 정도는 갖추고 있어야 당뇨발 환자에게 적절한 치료방향을 제시해 줄 수 있다. 당뇨발의 특성을 환자에게 설명해 줄 수 있고, 자신이 직접 치료해도 될지 아니면 당뇨발 전문가에게 의뢰해야 될지 이런 정도의 판단은 내릴 수 있어야 창상 전문가라고 할 수 있지 않을까?

2 당뇨발은 모든 만성창상 이해의 열쇠다

당뇨발을 공부하면 다른 창상들을 이해하는 데도 큰 도움이 된다. 당뇨발은 특성이 굉장히 다양하다. 욕창과 같은 성질을 갖고 있는 당뇨발, 동맥궤양이나 정맥궤양 같은 성질을 가지고 있는 당뇨발, 방사선궤양 같은 성질을 가지고 있는 당뇨발 등 그 특성이 다양하다. 그래서 당뇨발을 공부하다 보면 다른 창상들의 공부가 자연스럽게 이루어진다. 다른 창상들에 대한 지식이 있어야 당뇨발을 제대로 진료할 수 있기 때문이다. 바꿔 말하면 당뇨발을 제대로 진료하기 위해서는 다른 창상들에 대한 지식이 필수적이라는 얘기다. 예를 들면 수학에는 일차방정식, 이차방정식, 미분, 적분 등 여러 분야가 있지만 이들을 같은 선상에서 생각할 수는 없다. 미적분을 풀려면 방정식을 알아야 하기 때문이다(그림 3-3).

즉, 당뇨발은 만성창상의 총체를 압축한 축소판이자 핵심 요약본이라 할 수 있다. 당뇨발을 공부하면 만성창상을 이해하는 열쇠를 갖게 되는 것이다(그림 3-4).

이런 두 가지 이유로 당뇨발에 대한 학습은 창상전문가들에게는 핵심적인 사항이다. 또 창상전문가들 사이에서 여러 창상 중 당뇨발이 많은 관심을 받게 되는 이유다. 학회만 보더라도 우리나라에 대한당뇨발학회는 독립되어 있지만 욕창, 혈관궤양, 방사선궤양 등 다른 만성창상에 대한 학회는 아직 구성되어 있지 않은 이유라고도 할 수 있다.

그림 3-3

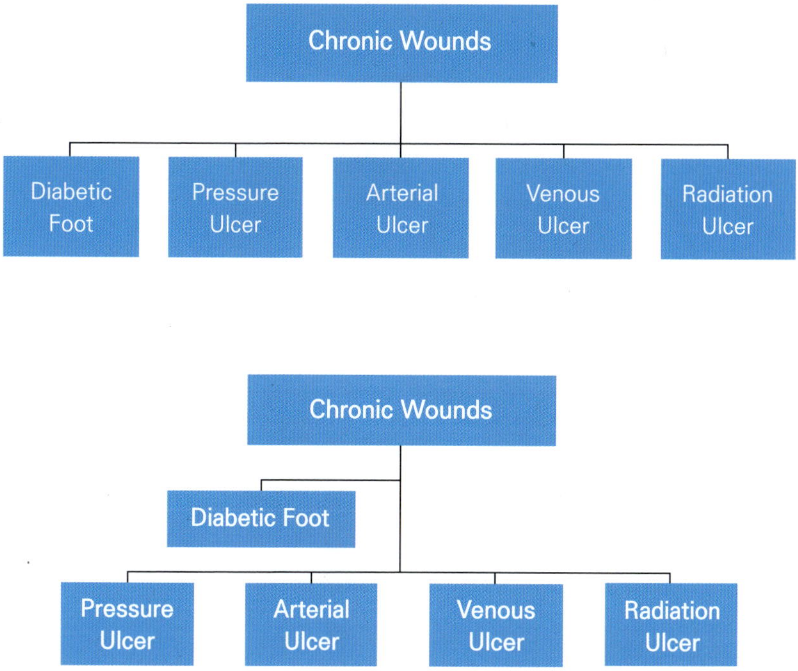

(상) 당뇨발과 만성창상에 대한 잘못된 이해와 (하) 올바른 이해

그림 3-4

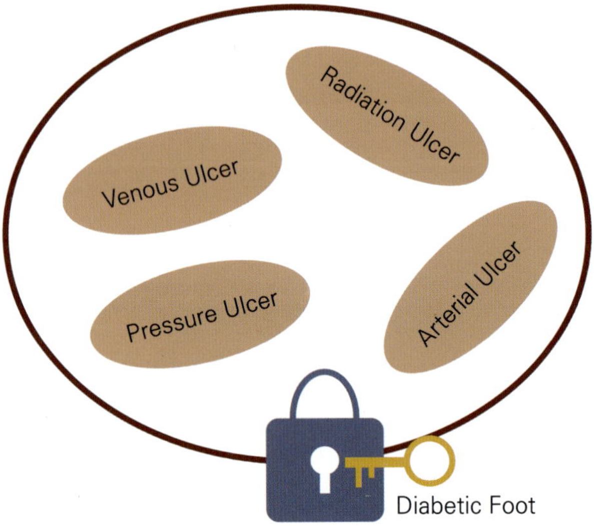

당뇨발은 만성창상 세계로 들어가는 열쇠다.

요 약

당뇨발은 창상을 다루는 의료인이 가장 흔히 만날 만큼 환자수가 많다. 또한, 당뇨발의 다양한 특성상 이에 대한 지식은 다른 만성창상들에 대한 지식과도 연결되므로 당뇨발은 모든 만성창상을 비추는 거울이라고 할 수 있다. 따라서 창상 전문가로서 당뇨발에 대한 학습은 필수적이다.

Chapter 04

AI 시대에 오히려 '암묵지'가 중요한 이유는?

▶ 당뇨발을 치료하기 위해서는 관련된 여러 분야의 지식이 필수적인데, AI 시대에 특히 암묵지가 중요한 이유는?

1 포노사피엔스의 시대

형식지가 중요하지 않다는 뜻이 아니라 AI 시대에는 형식지의 중요성보다는 암묵지의 중요성이 더 커졌다는 뜻이다. 2015년 3월 영국의 대표 경제주간지인 이코노미스트지는 '스마트폰의 행성(Planet of Phones)'이라는 특집기사에서 스마트폰이 낳은 새로운 인류라는 의미로 '포노사피엔스(Phono sapiens)'라는 용어를 사용했다. 지혜가 있는 인간인 호모사피엔스(Homo sapiens)의 시대에서 지혜가 있는 폰을 사용하는 인간인 포노사피엔스의 시대로 변화되고 있음을 의미한 것이다. 즉 인류가 정보나 지식을 얻는 패턴이 완전히 달라졌다는 뜻이다.

과거의 호모사피엔스들은 지식을 얻기 위해서 부모님께 여쭤보거나 선생님께 강의를 듣거나 도서관에서 가서 논문이나 책을 찾아보았다. 그러나 포노사피엔스들은 도서관(스마트폰)을 가지고 다닌다. 필요한 정보나 지식을 손가락만 두들기면 쉽게 얻을 수 있다(그림 4-1). "두드리면 너희에게 열릴 것이요"라는 성경말씀이 약 2,000년이 지난 후 실현된 것이다. 구글의 미션은 "세상의 모든 정보를 모아 찾아보게 하겠다"이다. 스티브 잡스는 스마트폰을 개발한 것뿐만이 아니라 신인류를 탄생시킨 것이다. 또 현재는 VUCA 시대라고 해서 모든 일이 변동성이 심하고(volatility), 불확실하고(uncertainty), 복잡하고(complexity), 모호한(ambiguity) 시대다. 따라서 단순한 형식지는 언제든지 변할 수 있다. 변하지 않는 본질에 집중하는 것이 중요하다.

2 형식지의 한계

이제 어떤 정보든 단순하고 파편적인 형식지는 쉽게 얻는 것이 가능해졌다. 그러나 문제를 해결하기 위해 어떤 정보나 지식이 필요한지 판단하는 것은 아직은 쉽지 않다. 문제해결을 위한 통찰력을 발휘하고 판단능력을 높이기 위해서는 단편적 지식을 얻는 것만으로는 안 된다. 단편적 칸막이식 형식지를 거시적으로 파악하고 종합하여 구조화하고, 여기에 경험적 지식이 더해져야 한다. 정보의 홍수 속에서 잘못된 정보 혹은 한쪽으로만 치우친 편협된 정보만 접하다 보면 전체를 아우르는 통찰력이 떨어질 수도 있다. 진위와 경중을 가늠하기 어려운 데이터에만 기반한 지식, 즉 AI가 제공해 주는 형식지만을 축적해서 문제를 해결할 수는 없다. 이들을 포함하여 경험이 뒷받침된 종합적이고 유용한 지식, 즉 암묵지를 얻는 것이 필

그림 4-1

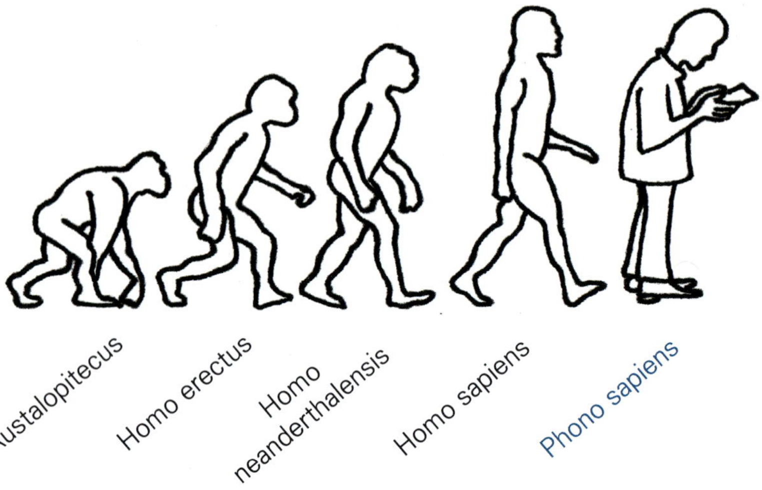

인류의 진화와 새로운 시대의 도래

요하다. 달라진 문명 속에서도 이런 일은 아직까지는 디지털화 하거나 AI로는 대체가 어려운 결국은 사람이 해야 될 일이다.

당뇨발은 더더욱 그렇다. 당뇨발은 창상만을 국소적으로 치료해서 될 일이 아니다. 당뇨합병증 등 당뇨와 관련된 환자들의 전신상태를 종합적으로 판단해서 치료해야 하는 어렵고 복잡한 작업이다. 실질적이고 직관적인 것이 필요하다. 어떤 지식을 찾아봐야 하는지, 각각의 단편적이고 파편적인 지식들 사이에는 어떤 연관관계가 있는지, 복잡한 정보들의 본질은 무엇인지에 대한 판단이 필요하다. 이런 문제들은 아직까지는 스마트폰만으로는 해결할 수가 없다. 정약용 선생은 "공부란 복잡한 것을 단순하게 만드는 과정"이라고 했다. 어렵고 복잡한 당뇨발을 쉽게 이해하기 위해서는 많은 정보들 중에서 중요한 내용을 가려내고 개별적 지식이나 정보들 사이의 연관성을 찾아 당뇨발의 본질을 파악함으로써 당뇨발에 대한 통찰력을 넓히는 것이 필요하다.

3 새로운 시대, 의료인의 역할

전에는 질병에 대해서 의료인들만이 관련된 의학지식을 보유하고 환자들에게는 지시를 내리는 식의 역할을 했지만, 지금은 아무나 (환자나 가족들도) 필요한 정보를 인터넷, AI 등으로 쉽게 얻을 수 있는 시대다. 오히려 정보가 넘친다. 의사보다 환자나 가족들이 더 많은 정보를 알고 있을 수도 있다.

문제는 이 정보들이 항상 도움이 되는 것은 아니라는 것이다. 왜곡된 정보, 마케팅 목적의 정보들도 있다. AI 시대, 넘치는 정보 속에서 의사의 역할은 지식을 찾고 외우는 것이 아니라, 문제의 맥락을 살피고 잘못된 정보를 분리해 내서 어떤 판단을 내려야 할지를 결정하는 것이라고 할 수 있다. 즉 이 시대의 의사는 통찰력을 키우는데 집중해야 한다. 과거에 외우려고 했던 모든 것들은 이제는 언제라도 쉽게 찾아볼 수 있게 되었기 때문이다. 의사 'doctor'의 어원이 라틴어 'docere(가르치다)'라고 하는데, 포노사피엔스 시대의 의사 역할이 오히려 여기에 가까워졌다고 할 수 있다.

요 약

AI 시대에 형식지의 축적은 너무나 쉬워졌다. 그러나 AI는 저장돼 있는 지식 데이터를 사용하여 문제에 대한 답을 줄 수는 있지만 문제를 발견하지는 못한다. 복잡하고 어려운 당뇨발에서 정확한 문제의 발견은 오롯이 지혜를 지닌 사람의 몫이고 이를 위해서는 당뇨발에 대한 이해와 경험적 지식을 더하여 통찰력을 발휘해야 한다.

Chapter 05

당뇨발은 왜 유독 어렵게 느껴질까?

▶ 만성창상에는 당뇨발 이외에도 욕창, 혈관궤양 등 여러 종류가 있다. 그런데 다른 만성창상과는 차별화되는 당뇨발의 어떤 특성이 유독 당뇨발을 어렵게 느껴지게 할까?

1 만성창상이란?

창상을 분류하는 기준은 여러 가지가 있겠지만 기간에 따라 정한다면 급성창상과 만성창상으로 구분한다. 급성창상이란 정상적인 치유 과정을 거치면서 예측 가능한 기간 내에 창상치유가 마무리되는 것이다. 만성창상은 일반적으로는 4주 또는 6주 이상 치료에도 불구하고 치유되지 않는 창상이라고 정의하는 경우가 많다. 기간에 따른 만성창상의 기준은 문헌이나 관련 학회마다 다르게 제시되고 있어 정해진 기준은 없다. 과거에는 3개월을 기준으로 하는 것이 일반적이었으나, 그 후 6주, 4주, 3주 등으로 점차 만성창상의 범주를 확대하는 경향이다.

의학에서는 어떤 질환을 정의할 때 그 진단기준을 명확히 해야 진단, 치료, 의료인 간의 소통 등에서 오류를 예방할 수 있다. 그 진단기준은 보통 관련 학회에서 정하는 경우가 많은데 당뇨나 고혈압의 진단기준 등이 점차 확대돼 가듯이 각자 자기 영역을 늘리고 싶어하는 경향이 있는 것 같다. 이런 예는 명칭변경에서도 볼 수 있는데 소아과가 소아청소년과로, 정신과가 정신건강의학과로, 산부인과가 여성의학과로(이루어지지는 않았지만) 변경하거나 변경을 시도한 것 등이다. 마찬가지로 창상분야에서도 몇 년 전 미국창상학회에서는 만성창상을 2주를 기준으로 해야 한다는 의견이 나왔다.

그러나 단순히 시간만으로 만성창상을 간주하는 건 잘못된 생각이다. 만성창상은 적절한 창상치유 과정이 진행되지 않아 창상치유 속도가 늦어지거나 창상이 호전되는 증거가 보이지 않는 경우이다. 즉 단순히 '몇 주 이상'이라는 것만으로 만성창상을 정의하지는 않는다는 점이다. 정상적인 생리적 치유과정을 따라가고 있다면, 아무리 치유에 오랜 시간이 소요돼도 그것은 만성창상이 아니다. 창상크기가 크다면 정상적인 치유과정이 진행되더라도 시간이 많이 걸리는 것이 당연하기 때문이다. 따라서 핵심은 '몇 주 이상'이 아니라 '비정상적인 치유과정'이다. 특히, 염증기가 오래 지속되어 증식기로 적절히 진행되지 못하는 상태이다. '시간'은 중요한 지표이긴 하지만, 만성창상 여부는 오직 "정상 치유과정이 진행되고 있는가"에 달려 있다. 오랜 시간이 지났더라도 치유가 진행 중이면 '지연된 급성창상'인 것이고, 치유가 멈추거나 비정상적이라야 '만성창상'이다.

저자는 만성창상을 '창상발생 2~3주 내에 적절한 창상치유 과정이 진행되지 않아 창상이 호전되는 증거가 보이지 않는 경우'라고 정의하고 싶다. 이런 경우는 창상치유를 방해하는 어떤 원인이 있다는 뜻이고, 국소적 창상관리만 해도 되는 급성창상과는 달리 이 원인을 동시에 해결해야 하는 창상이 만성창상인 것이다.

2 만성창상의 치료

여러 종류의 만성창상 중에서 특히 당뇨발이 치료가 어렵게 느껴지는 이유는 치료원칙이나 방향을 잡기 어려운 데 있다고 말할 수 있다. 다른 만성창상들은 그 치료의 방향이 명확하다. 예를 들면 욕창은 창상부위가 압력을 받지 않도록 해 주는 것이 창상관리의 기본원칙이다. 동맥궤양은 발로 가는 동맥이 막히거나 좁아지는 것이 원인이기 때문에, 혈관개통술 등 원활한 혈류공급을 위한 치료를 해 주면 된다. 정맥궤양은 지저분한 정맥혈액이 위로 올라가지 못하고 다리에 부종이 형성되는 것이 원인이기 때문에, 부종이 발생되지 않도록 압박스타킹 등을 사용하는 것이 치료의 원칙이다. 또 방사선궤양 같은 경우는 방사선치료를 받은 피부의 세포기능이 떨어져서 창상부위에 새로운 조직이 형성되지 못해서 일어나는 일이기 때문에, 심하게 손상받은 피부부위를 외과적으로 절제해 내고 창상치유능력이 남아 있는 피부에서 조직이 재생되도록 해주면 성공적인 창상치유를 기대할 수가 있다.

물론 우리가 이렇게 그 원인을 알고 치료를 하더라도 모든 창상이 다 성공적으로 치유되는 것은 아니지만 최소한 어떤 방향으로 치료를 해야 되는지 그 방향성은 명확하다. 즉 what? (무엇을 해야 할지?) 때문에 고민하지는 않는다. How? (어떻게 할지?)만 생각하면 된다(그림 5-1, 5-2).

그림 5-1

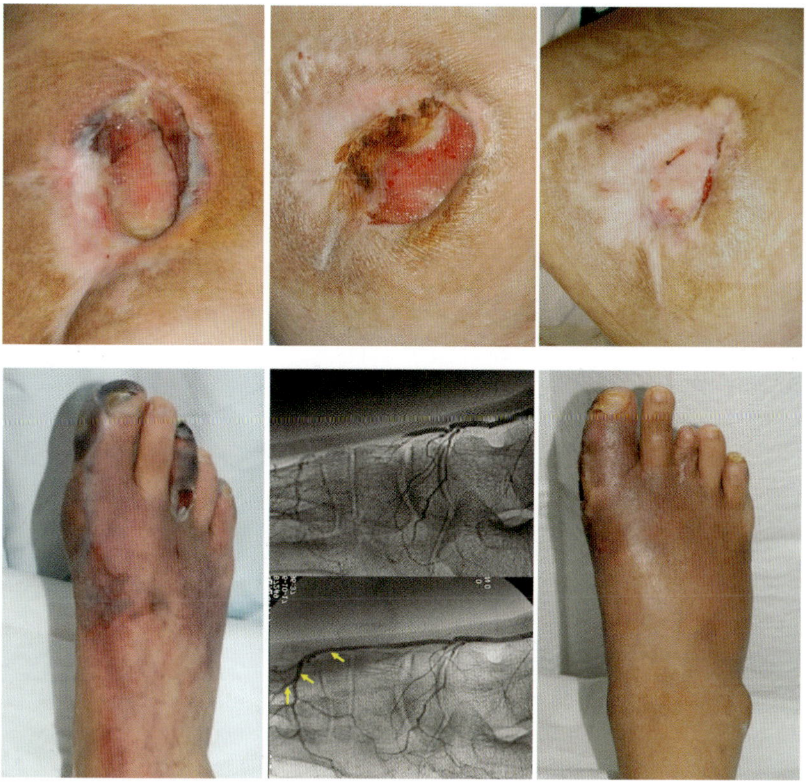

(상) 욕창의 치료. 압력을 받지 않도록 하는 것이 치료원칙이다.
(하) 동맥 궤양의 치료. 막힌 동맥을 개통시켜 주는 것이 치료원칙이다.

그림 5-2

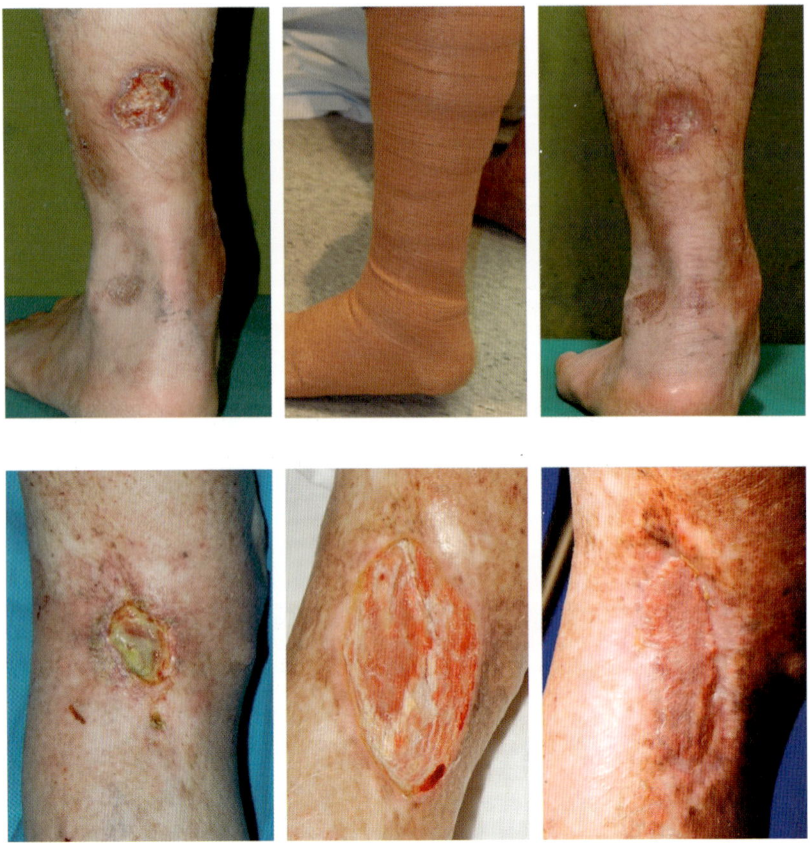

(상) 정맥 궤양의 치료. 부종이 생기지 않도록 발을 압박하는 것이 치료원칙이다.
(하) 방사선 궤양의 치료. 창상치유 능력이 없는 피부를 절제해 내는 것이 치료원칙이다.

3 당뇨발의 치료

다른 만성창상들과는 달리 당뇨발은 치료방향이 정해져 있지 않다. 당뇨발이라는 용어가 우리에게 혼동을 주는 것 같다. 당뇨발은 당뇨병 자체가 원인이 아니기 때문이다. 물론 일차적으로는 당뇨병으로 인해서 유발되는 것은 맞지만 당뇨병 자체가 직접적인 원인은 아닌 것이다. 당뇨발 치료에서 혈당조절이 중요하기는 하지만 혈당수치가 조절됐다고 해서 당뇨발이 치료되는 것은 아니다. 당뇨병 자체가 아닌 당뇨로 인한 합병증 때문에 오는 것이기 때문이다. 그래서 정확히 말하면 당뇨발이 아니고 '당뇨합병증발'인 것이다.

그런데 당뇨합병증이라는 것이 한 종류가 아니고 굉장히 다양하기 때문에 각 환자가 어떤 합병증으로 인해서 문제가 발생되고 있는 것인지 그 원인을 정확히 찾아야 한다는 것이 당뇨발의 특징이고, 이 작업이 간단치 않은 일이기 때문에 당뇨발 치료를 어렵게 하는 것이다. 즉 how?뿐만 아니라 what?부터 알아내야 하는 고통이 따른다(그림 5-3).

그림 5-3

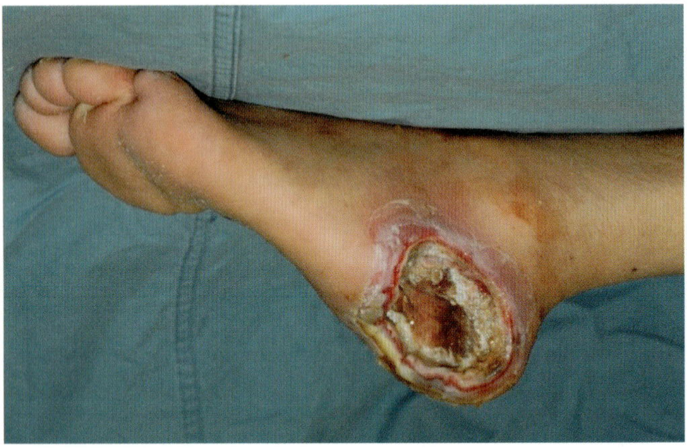

그림 당뇨발의 치료 원칙은? 당뇨를 조절하면 되나? 당 조절은 필요조건이긴 하지만 충분조건은 아니다. 당뇨로 인한 합병증 중 어느 것이 문제인지 찾아야 한다.

요 약

당뇨발 이외의 만성창상들은 치료의 방향이 명확하다. 우리가 원하는 결과를 얻지 못하는 경우도 많지만 최소한 무엇을 해야 하는지는 알기 때문에 치료방향을 잡기 위해 고민하지는 않는다. 그러나 당뇨발은 당뇨 자체가 아닌 당뇨합병증이 직접적인 원인이기 때문에 여러 합병증 중에서 어떤 것이 문제인지를 찾아야 하므로 치료방향을 결정하는 것이 단순하지 않고 어렵게 느껴지게 된다.

Chapter 06

복잡한 당뇨발 치료, 핵심원칙은 무엇일까?

▶ **많은 당뇨합병증을 일일이 찾아 당뇨발을 치료한다는 것이 현실적으로 어려울 것 같은데, 핵심이 되는 치료원칙은?**

당뇨발은 환자별로 치유가 되지 않는 원인이 다 다르다. 따라서 치료원칙은 환자별로 문제가 되는 부분을 찾아서 맞춤형 치료를 해야 한다는 것이다. 당뇨는 우리 몸에 영향을 미치지 않는 곳이 없기 때문에 당뇨합병증은 여러 형태로 나타난다. 이렇게 복잡한 상황에서 어떻게 당뇨발의 원인을 찾고 치료방향을 정해야 할까? 앞 장(제2장)에서 언급했듯이 당뇨는 우리 몸을 이루는 모든 세포에 영향을 미친다. 따라서 이들 중 당뇨발에 심각하고 직접적인 영향을 미치는 요소를 걸러낼 필요가 있다. 즉 무의미한 다수가 아닌 핵심적인 소수에 집중해야 한다는 것이다. 프린스턴 대학의 총장을 지냈던 철학자 John Grier Hibbe도 "똑똑한 사람과 그렇지 않은 사람을 구분하는 기준은 문제의 본질을 파악하는 능력이다"라고 하였다.

1 당뇨발의 네 가지 핵심요소

당뇨의 여러 합병증 중 당뇨발의 치료를 어렵게 하는 네 가지 본질적인 핵심요소가 있는데 혈액순환부전(vasculopathy), 세균감염(infection), 발에 가해지는 압력(pressure injury), 그리고 피부세포의 기능부전(skin cell dysfunction)이다. 이들 네 가지 요인의 영문 머리글자를 따서 'VIPS'라고 한다. 앞의 세 가지 요소인 VIP라는 용어는 이미 여러 문헌에서 소개된 바 있다. 그러나 아무리 혈액순환이 좋고, 감염도 없으며, 압력손상을 피할 수 있는 경우라도 이는 창상치유를 위한 기본적인 여건이 형성된 것일 뿐 이들만으로 창상이 치유되지는 않는다. 창상 자체가 치유되기 위해서는 창상 주위의 피부세포들이 분열하고 세포외기질을 합성하여 결손된 부위를 채워야 하기 때문에, 피부세포의 기능이 심각하게 저하돼 있다면 창상치유는 불가능하므로 'S'라는 머리글자는 저자가 추가한 것이다.

따라서 네 가지 핵심요소인 VIPS 중 어떤 문제 때문에 창상이 치유되지 않는지를 찾아서 맞춤형 치료를 해야 한다. 네 가지 요소 중 한 가지 문제만 있는 경우도 있고, 두 가지 혹은 세 가지, 아니면 네 가지 문제점을 다 가지고 있는 환자들도 있다. 이것이 당뇨발의 핵심 치료원칙이다(그림 6-1).

그림 6-1

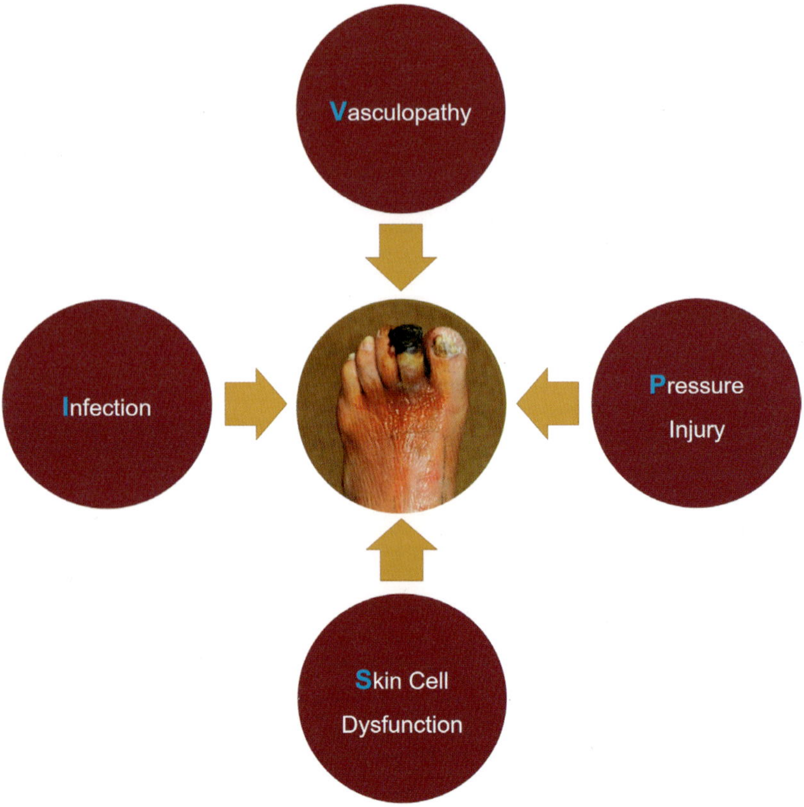

당뇨발의 네 가지(VIPS) 핵심 치료요소

2 키포인트는 핵심요소 파악

그런데 VIPS의 문제점을 파악하는 것이 쉽지 않을 수 있다. 일반창상에서 진단하는 방법과 당뇨가 있는 환자에서 진단하는 방법이 다른 경우가 많기 때문이다. 어렵고 힘든 작업이다. 감염이 문제인데 감염처럼 보이지 않기도 하고, 창상에 산소공급이 부족한데 혈액순환이 멀쩡한 것처럼 검사결과가 나타나기도 한다. 즉 실제 문제점과 겉으로 나타나는 양상이 다른, 비유하자면 겉과 속이 다른 수박 같은 당뇨발이 많다.

문제점을 잘못 진단해서 엉뚱하게 치료방향을 잡으면 창상은 더 악화된다(그림 6-2). 예를 들면(저자가 흔히 경험하는 경우인데) 현재 세균부하가 높은 것이 당뇨발의 원인인데, 즉 VIPS 중 I가 원인인데, 이것을 제대로 진단하지 못하여 창상에 성장인자제품을 뿌리거나 폼드레싱제를 사용하는 경우를 흔히 본다. 감염을 더욱 악화시킬 수밖에 없다. "한 사람이 잘못 들어오면 한 사람이 부족한 것보다 훨씬 더 힘들다"라는 말을 생각나게 한다.

당뇨발에서는 "열심히 노력하면 할 수 있다"는 명제는 오해이다. 중요한 것은 노력의 방향이다. 'How'가 아니라 'what'이 중요하다(그림 6-3). 본 저서에서는 이렇듯 당뇨발 치유의 핵심요소인 VIPS를 중심으로 진단과 치료 시 고려 혹은 주의해야 할 사항들을 설명하고자 한다.

그림 6-2

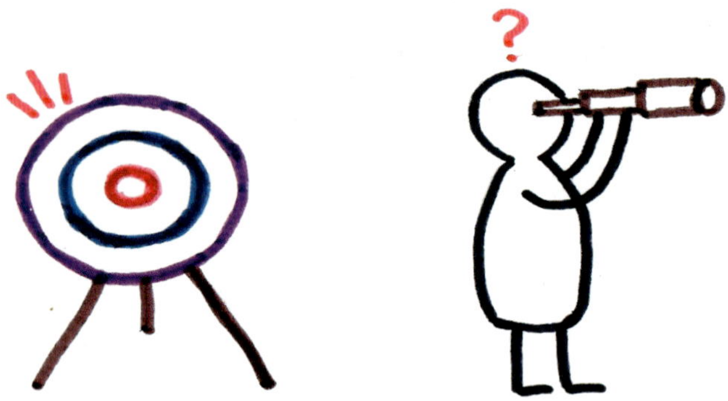

VIPS 중 어느 것이 원인인지 정확히 진단해야 한다. 진단이 잘못되면 엉뚱한 치료 방향을 잡게 된다.

그림 6-3

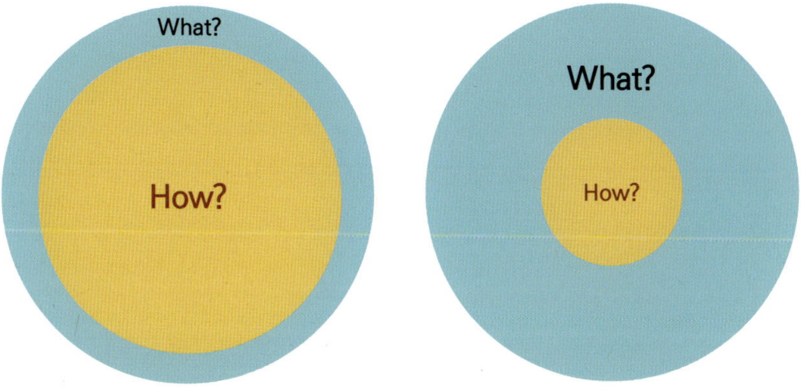

(좌) 일반 창상의 치료. How, 즉 치료 '방법'이 중심이 된다.
(우) 당뇨발의 치료. How가 아닌 What, 즉 VIPS 중 무엇이 문제인지 정확한 치료 '방향'을 정하는 데 우선 집중해야 한다.

요 약

당뇨발의 핵심 치료원칙은 각 환자별로 혈액순환부전(vasculopathy), 세균감염(infection), 발에 가해지는 압력(pressure injury), 그리고 피부세포의 기능부전(skin cell dysfunction), 즉 VIPS 중 문제가 되는 부분을 찾아서 맞춤형으로 치료해야 한다는 것이다.

Chapter 07

당뇨발은 왜 그렇게 치료가 잘 안 될까?

▶ 당뇨발은 열심히 최선을 다해서 노력을 해도 결국은 악화돼 절단으로 이어지는 경우가 흔한데, 왜 그럴까?

당뇨발이 잘 치료가 안되는 이유는 환자 요인, 의료진 요인, 의료정책 요인 이렇게 세가지 요인이 있다고 할 수 있다.

1 환자 요인

창상치유가 성공적으로 이루어지려면 우리 몸을 이루는 여러 세포, 조직, 장기 등의 신체기능이 원활하고 영양상태도 양호해야 하는데, 당뇨발 환자들은 나이도 많고 여러 합병증 등으로 인해 건강상태가 좋지 않은 분들이 많다. 환자들마다 차이는 있겠지만 어떤 분들은 창상치유가 불가능할 정도로 심한 분들도 있다. 이렇게 창상치유 능력이 저하돼 있거나 불가능한 경우는 의료진의 노력만으로는 성공적인 치유를 기대하기 어렵다.

2 의료진 요인

사실 치료하는 의료진이 당뇨발에 대한 이해가 부족해서 치료결과가 좋지 않은 경우도 적지 않은 것 같다. 당뇨발이라고 동일한 진단을 내리고 있지만 그 특징은 환자마다 다 다르다. 암(cancer)의 경우를 예로 들어 보자. 암이란 '비정상적으로 변형된 세포가 통제되지 않고 계속 증식하면서 다른 조직을 침범할 수 있는 질병'이라는 공통점이 있지만 변형된 세포의 종류에 따라서 진단과 치료방법이 다 다르다. 항암치료가 효과가 좋은 암이 있고, 면역치료에 반응이 좋은 암, 방사선치료가 효과적인 암, 수술만이 유일한 치료가 되는 암도 있다. 따라서 암의 종류에 따라 다르게 치료하는 것이 상식으로 돼 있다.

당뇨발도 마찬가지이어야 한다. 그러나 당뇨발의 경우는 암에 비해 의료진들조차 이에 대한 이해가 부족한 것 같다. 당뇨발도 '당뇨병 환자의 합병증으로 인해 발에 발생하는 질환'이라는 공통점이 있지만 합병증을 일으킨 세포의 종류에 따라서 혈관이상으로 인한 당뇨발, 면역기능 저하에 따른 감염이 문제가 되는 당뇨발, 신경손상으로 인한 당뇨발, 피부세포의 이상으로 인해 창상치유 능력이 저하된 당뇨발 등 그 특징이 다양하다. 즉, 앞장(제6장)에서 설명한 VIPS의 파악이 중요하다. 이들 중 여러 문제점이 동시에 나타나기도 한다. 따라서 성공적인 치유를 위해서는 각 환자의 문제점을 정확히 진단하고 환자별로 맞춤형 치료를 해야 하는데 이 작업이 간단한 일이 아니기 때문에 적절한 치료방향을 잡지 못하는 경우도 적지 않은 것 같다.

3 의료정책 요인

앞서 언급했듯이 당뇨발은 원인이 다양하고 환자별로 다 다르며 여러 분야에 걸쳐 있기 때문에 창상전문가, 혈관전문가, 신경전문가, 감염전문가, 족부전문가, 재활전문가 등 여러 분야의 전문가들이 협진을 통해 환자별로 맞춤형으로 진료해야 성공적인 치료결과를 기대할 수 있다. 따라서 관련된 여러 의료진들의 협진이 가능하고 정확한 진단과 치료를 위한 장비, 시설, 인력 등이 갖추어진 병원에서 진료하는 것이 중요하다. 즉 협진과 전문치료가 가능한 상급종합병원급의 의료기관이어야 원칙에 맞는 진료를 제공할 수 있을 가능성이 높다.

그러나 현재 우리나라에서 당뇨발은 질병군 분류상 두통, 알레르기, 두드러기 등과 같이 '일반진료 질병군'에 속해 있어 상급종합병원급에서는 당뇨발 환자에 대해 적극적인 진료를 꺼리는 경향이 있다. 상급종합병원 지정 기준 중에 '전문진료 질병군' 입원환자의 비율이 높아야 하는 기준이 있기 때문이다. 이 비율이 높을수록 좋은 평가를 받게 되어 상급종합병원, 3차병원으로 지정을 받게 되고 병원의 위상이 높아진다. 이는 수가에도 영향을 미친다. 따라서 당뇨발을 '일반진료 질병군'으로 분류한 현 중증도 분류체계에서는 필요한 의료자원과 인력배치, 환자부담 경감을 위한 제도적 지원이 부족할 수밖에 없어 당뇨발 환자 진료에 여러 불합리한 점을 야기하고 있다.

당뇨발의 분류를 '전문진료 질병군'으로 전환할 경우 이 질환에 적합한 의료 인프라를 갖추고 있는 많은 상급종합병원급의 의료기관들이, 이 질환에 관심을 갖게 된다. 따라서 조기부터 적절한 전문치료를 하는 적극적인 진료에 임할 수 있어 절단율 감소 등 환자 예후 향상에 크게 기여할 수 있을 것으로 생각한다.

어떤 일을 성공적으로 하려면 관련된 구성원들이 한 방향으로 움직여야 한다. 우리나라는 당뇨발에 대한 의료정책과 실제 당뇨발을 진료하는 의료진들이 생각하는 방향이 달라, 치료가 잘 안되는 원인 중 하나가 되는 것 같다(그림 7-1).

그림 7-1

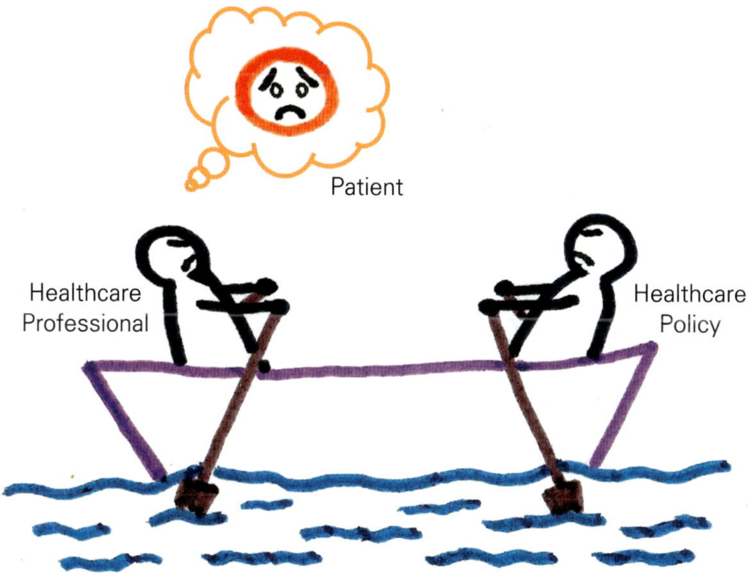

당뇨발을 '일반진료 질병군'으로 분류한 우리나라 의료정책은 결국 당뇨발 환자들을 힘들게 하고 있다.

요 약

당뇨발이 치료가 잘 안되는 이유는 (1) 창상치유능력이 심각하게 저하돼 있는 환자 자체의 요인, (2) 당뇨발에 대한 이해가 부족하여 적절한 치료방향을 잡지 못하는 의료진의 요인, (3) 당뇨발을 '일반진료 질병군'으로 분류하여 적절한 의료기관에서의 치료를 어렵게 하는 의료정책적 요인 등 세 가지 요인이 있다고 할 수 있다.

Chapter 08

절단과 보존치료, 판단 기준은 무엇인가?

▶ 대부분의 환자들은 당연히 발을 절단하지 않고 치료받기를 원한다. 그러나 창상이 악화되거나 악화될 가능성이 높아 고통스럽긴 하지만 절단을 고려해야 할 경우가 생긴다. 이런 경우에 절단으로 마무리하는 것이 좋을지? 아니면 도저히 불가능하다고 확인될 때까지는 발을 보존하기 위한 치료를 계속해야 할지?

1 절단에 대한 두려움

10여 년 전 일이다. 당뇨발 환자 한 분이 응급실을 통해 입원하셔서 아침 회진을 도는데 편지를 한 장 주면서 나중에 읽어 보라고 했다. 열어 보니 이런 글씨가 적혀 있었다. "제 발을 절단하지 않고 치료해 주면 1억 원을 드리겠습니다"라고. 환자들은 절단하는 것을 굉장히 두려워한다. 대절단(major amputation)은 가장 치명적인 결과 중 하나로 여겨지며, 상당한 불안감을 유발하고, 종종 죽음 그 자체보다 더 두려워한다는 논문도 있다. 특히 우리나라를 비롯한 동아시아권 환자들은 '신체발부 수지부모(*身體髮膚受之父母*)'라는 유교적 가치관 때문인지 신체적 상해에 대한 두려움이 높고 절단에 대한 기피 현상이 두드러진다.

물론 당연히 가능하다면 절단하지 않고 치료하는 것이 중요하다. 소절단(minor amputation)이든 대절단이든 간에 발을 절단한 환자의 5년 사망률은 암환자의 평균 5년 사망률보다 높다는 유명한 연구논문이 발표된 적도 있다(그림 8-1). 소절단이란 발뒤꿈치를 보존하고 그 하부에서 절단하는 것이고, 대절단은 더 위로 올라가 무릎 위나 아래에서 절단하는 것이다.

2 절단과 보존, 판단 기준

당뇨발은 창상상태에 따라 세 종류로 나눌 수 있다.

1) 상태가 양호하여 절단하지 않고 충분히 치료가 가능하다고 판단되는 경우

이 경우는 일반적인 상황에서 절단을 결정하는 경우는 없을 것이다.

2) 도저히 창상치유가 불가능하다고 판단되는 경우

이 경우는 원인에 따라 두 가지로 나눌 수 있다.

(1) 감염이 원인인 경우

창상감염이 도저히 치료가 안 돼서 창상치유를 포기해야 하는 경우는 감염과 괴사 부위를 고려하여 적절한 부위에서 절단 수술을 시행해야 한다. 시기가 늦을 경우 감염 확산으로 인해 더 상부에서 절단하거나 패혈증 등 더 심각한 상황이 올 수도 있기 때문이다.

그림 8-1

Armstrong et al. Journal of Foot and Ankle Research
https://doi.org/10.1186/s13047-020-00383-2

Journal of
Foot and Ankle Research

COMMENTARY | Open Access

Five year mortality and direct costs of care for people with diabetic foot complications are comparable to cancer

David G. Armstrong*, Mark A. Swerdlow, Alexandria A. Armstrong, Michael s. Conte, William V. Padula and Sicco A. Bus

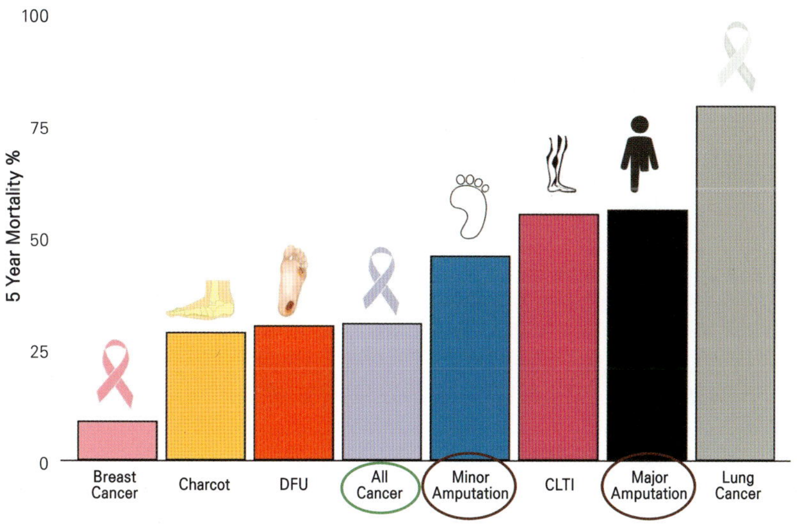

암과 발절단의 5년 사망률 비교

출처: Armstrong DG, Swerdlow MA, Armstrong AA, Conte MS, Padula WV, Bus SA, et al. Five year mortality and direct costs of care for people with diabetic foot complications are comparable to cancer. J Foot Ankle Res. 2020 Mar 24;13:16. doi:10.1186/s13047-020-00383-2.

(2) 혈류가 원인인 경우

창상감염은 문제될 만한 상태가 아니지만, 치료 불가능한 허혈로 인한 조직괴사 때문에 포기해야 하는 경우이다. 이때는 또 두 가지 선택지가 있다. 경피산소분압 등을 측정해서 창상치유가 가능한 곳을 찾아 이 부위에서 절단을 하든지, 아니면 절단하지 않고 항균제 등으로 감염예방 치료만 하면서 관찰하는 것이다. 괴사된 부분이 있긴 하지만 발길이가 보존돼서 보행 등 일상생활에 도움이 되므로 최대한 버티는 것이다. 물론 후자의 경우라도 어느 시점에 감염으로 발전했다면 이때는 절단을 해야 한다.

3) 1과 2 사이의 경우

문제는 이 경우다. 이럴 때 절단을 해야 할지, 아니면 끝까지 버텨 봐야 할지 어떻게 판단해야 할까? 정답은 없다. 네 가지 요소를 종합하여 판단해야 하는 어려운 문제다.

① 환자의 건강상태, 즉 예측되는 검사와 치료를 견딜 만한 상황이 되는지?

② 절단의 정도, 즉 보행 등 일상생활에 미칠 영향

③ 치료 성공 가능성이 얼마나 될지?

④ 환자나 가족들의 의견

이들 중 특히 환자나 가족들의 의견과 치료하는 의료진의 성향이 큰 영향을 미치는 것 같다. 경제적 요인을 포함하여 여러 이유 때문에 적절한 선에서 절단으로 마무리하기를 원하는 환자나 가족들도 있고, 반대로 어떤 자원이 들더라도 절단만은 하지 말아 달라는 분들도 있다. 의료진들 중에서도 저자와 같은 성형외과 의사들은 재건을 전공하는 사람들이라 어떻게든 발을 살리려고 하는 경향이 있다(그림 8-2).

그림 8-2

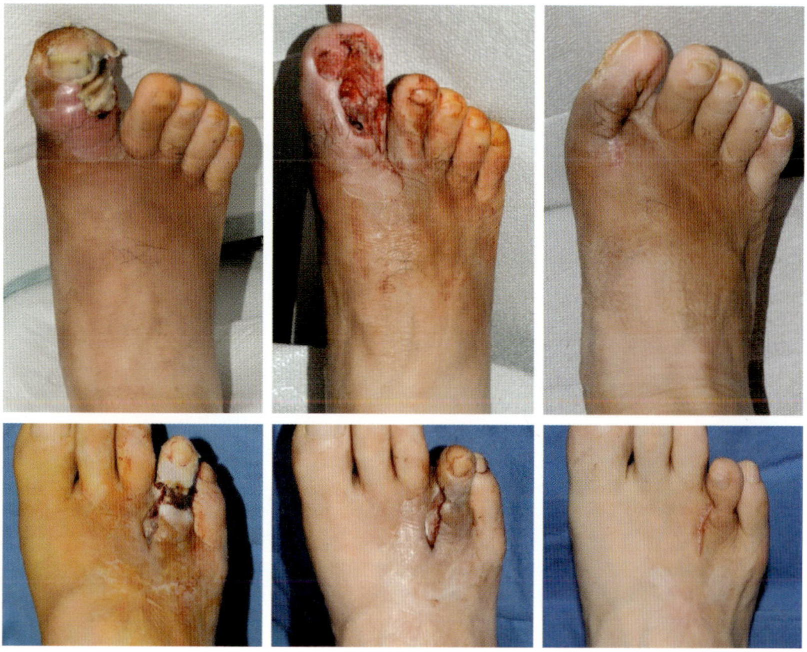

(상) 제1족지와 (하) 제4족지의 치료

두 환자 모두 발가락 뼈가 녹아 있을 정도로 창상이 심각해 절단을 권유했다. 그러나 뼈가 없어도 좋으니 발가락을 꼭 살려달라고 한다. 우리나라 환자들은 절단에 대한 거부감이 크다. 많은 노력을 기울여 발가락 모양만은 보존할 수 있었다.

그러나 많은 시간과 노력을 들여서 가까스로 보존했던 발가락이 나중에는 변형이 돼서 또 다른 문제를 일으키거나, 재발로 인해서 다시 환자들이 고통받는 것을 볼 때는 과연 이렇게 하는 것이 옳은가 하는 회의감이 들 때도 있다(그림 8-3).

더 고통스러운 것은 의료진과 환자, 가족들이 힘들게 투자한 시간, 노력, 신체적 정신적 고통, 비용에도 불구하고 결국은 치료가 실패하는 경우이다. 이럴 때 "치유가 불가능하여 절단할 수밖에 없다는 사실을 미리 예측할 수 있었다면 얼마나 좋았을까? 이런 매몰비용을 들이지 않아도 됐을 텐데" 하는 생각을 누구나 해 봤을 것이다. 따라서 적절한 선에서 절단으로 마무리하는 것은 치료의 실패가 아니다(그림 8-4).

이어지는 다음 장에서는 너무나도 중요한 이런 고민, 즉 창상치유가 가능한지를 미리 예측하는 데 도움이 될 만한 자료를 소개하고자 한다.

그림 8-3

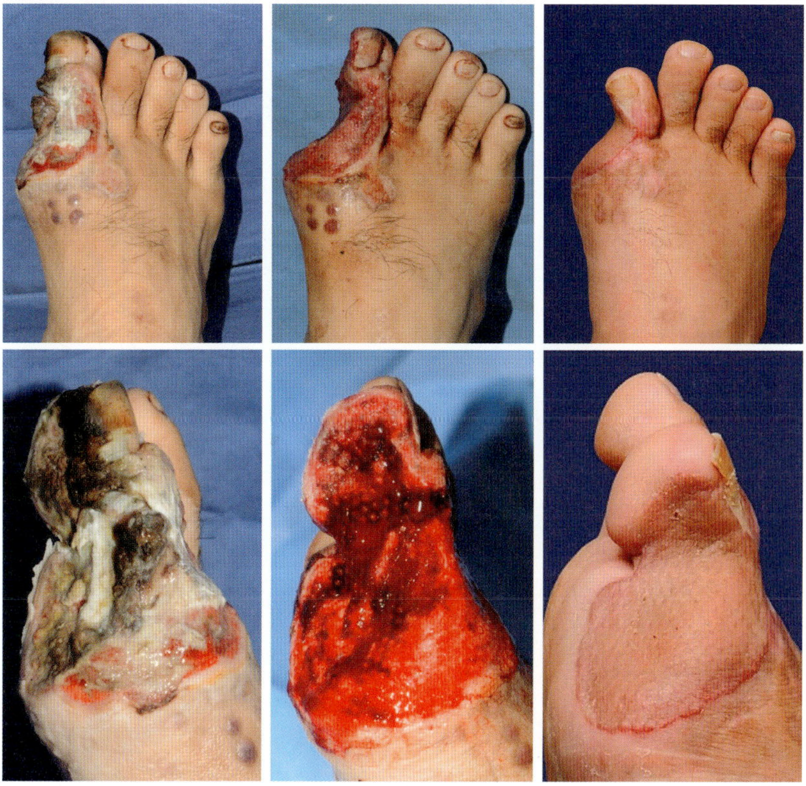

이 환자도 피부이식까지 해 가면서 가까스로 발가락 일부는 보존할 수 있었지만 변형이 심하게 왔다. 그렇더라도 보존을 선택하는 환자들이 많다.

그림 8-4

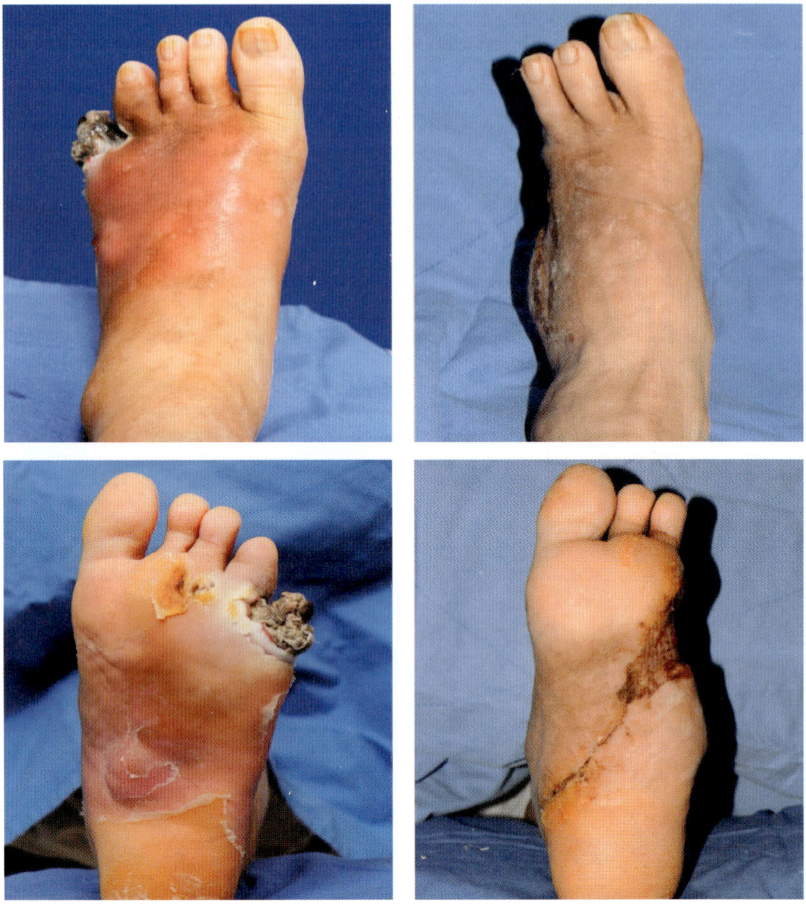

이 환자는 예방목적으로 제4족지를 조기에 절단하는 것에 대해 동의를 해서 발을 최대로 살릴 수 있었다고 생각한다. 만일 이 발가락을 보존하려고 시도했다면 결국은 더 많은 절단을 했을 수도 있다. 절단할 것인지 보존할 것인지 적절한 판단이 중요하다.

요 약

당뇨발 상태상 어쩔 수 없이 절단을 고려해야 할 때가 있다. 이때 어떻게는 절단하지 않기 위해 끝까지 전심전력을 다하는 것이 좋을지, 적절한 선에서의 절단이 필요할지는 (1) 환자의 건강상태, (2) 절단의 정도, (3) 치료 성공 가능성, (4) 환자와 가족들의 의견을 종합하여 판단해야 한다.

Chapter 09

절단 가능성을 미리 예측할 수 있을까?

▶ 환자의 상태상 절단할 가능성이 높다는 것을 미리 알 수 있다면, 조기절단으로 매몰비용을 줄이는 데 큰 도움이 될 수 있을 것이다. 치료 전략을 결정할 수 있는 중요한 포인트, 절단확률을 미리 예측할 수 있는 방법은?

1 절단확률 예측의 중요성

'바닷물 끓이기'라는 말이 있다. 불가능한 일을 계획하고 실행하는 미련함을 일컫는 말이다. 가능한 일과 불가능한 일을 구별하는 지혜는 동서고금을 통해 올바른 삶의 핵심으로 알려져 있다. 그리스 철학자 에픽테토스는 "네 힘으로 바꿀 수 있는 일과 바꿀 수 없는 일을 구별하라"고 가르쳤고, 불교에서도 "얻을 수 없는 것에 대한 욕망을 버리고 현실을 있는 그대로 수용하라"고 하였다. 20세기 초 세계대전을 겪었던 영국 국왕 조지 5세는 매일 밤 "카펫에 쏟은 우유를 다시 담으려고 하지 않게 해주시고, 하늘의 별을 따려고 하지 않게 해주소서"라고 기도하며, 지나친 욕심을 부리지 않고 현실을 받아들이려고 노력했다고 한다.

당뇨발에서도 불가능하다는 것을 인식할 수 있는 지혜는 적절한 치료를 제공하는 것만큼이나 정말 필요한 의료인의 능력이다. 각 환자별로 건강이나 창상상태에 따라 환자의 예후, 즉 이 환자가 치료받을 경우 창상치유가 성공적으로 될 확률은 얼마나 될지 혹은 절단으로 마무리될 확률이 어느 정도 될지 미리 예측할 수 있다면, 많은 자원을 들여서라도 창상치유를 도모해 볼지, 아니면 조기절단으로 매몰비용을 줄여야 할지 결정하는 데 큰 도움이 될 수 있을 것이다.

저자도 당뇨발을 치료하면서 "치유가능한 발과 절단해야 하는 발을 구별할 수 있는 지혜가 내게 있다면 얼마나 좋을까?"라는 생각을 하곤 한다. 그러나 안타깝게도 이에 대한 실질적인 지침이 될 만한 자료는 보질 못했다. '절단의 위험인자가 무엇인지?', '어떤 위험인자들이 중요한지?' 등 일반적인 위험인자에 대한 연구는 많지만, 지금 환자의 상태에서 이 환자가 결국 절단으로 마무리될 '확률'이 얼마나 될까에 대한 답을 줄 수 있는 연구는 없었다. 환자나 의료진 입장에선 이 질문에 대한 답이 될 수 있는 자료가 있어야 조기절단으로 마무리하는 것이 좋을지, 아니면 무리해서 자원을 투자하더라도 창상치유를 시도해 볼지 판단하는 지침이 될 수 있기 때문이다.

2 절단확률 예측

앞서 언급한 문제를 해결하기 위해 저자 연구팀은 당뇨발 환자를 위한 절단, 특히 심각한 결과로 이어질 수 있는 대절단(major amputation) 가능성을 예측하는 실용적인 도구를 개발한 바 있다. 광대하고 복잡하고 어려운 작업이지만 "과거는 미래를 비추는 거울이다", "역사 속에 답이 있다"라는 금언에 따라 답을 구했다. 다행히 저자의 연구팀은 과거에 치료했던 당뇨발 환자들의 자료를 연구목적으로 데이터화해서 보유하고 있기 때문에 과거 환자들의 데이터를 통해 현재 환자들의 예후를 예측할 수 있겠다고 판단했다. 이 내용이 독자들에게도 도움이 될 수 있을 것이라고 생각돼서 간단히 소개하고자 한다.

여러 다양한 요인들이 당뇨발의 치유를 지연시키거나 악화시키는 데 영향을 미치지만, 이 중 허혈과 감염이 가장 중요한 하지절단의 두 가지 요인이라는 사실에는 이견이 없을 것이다. 많은 연구에서도 당뇨발의 중증도를 평가할 때 허혈과 감염의 정도를 기준으로 하고 있다. 저자의 연구팀도 이 두 가지 요소를 기준으로 위험점수를 계산한 후(위험점수 범위: 0~4점), 각각 대절단을 시행했던 비율을 구함으로써, 같은 위험점수를 가진 환자들이 자신들의 치료결과를 예측하는 데 지침이 될 수 있도록 하였다. 구체적인 방법과 결과를 이 책에서 설명하진 않겠지만 당연히 위험점수가 증가함에 따라 절단을 시행한 환자의 비율이 증가했다. 그러나 전족부(forefoot) 및 중족부(midfoot) 창상은 초기 단계에서 경미한 소절단으로 효과적으로 치료할 수 있는 경우가 많아 대절단으로 이어지는 경우는 흔치 않으므로, 여기서는 후족부(hindfoot)에 대한 결과만을 공유하려고 한다.

후족부 창상은 전족부에 비해 흔하지는 않지만 해부학적 위치가 까다로워 대절단 위험이 훨씬 높고 환자와 의료진들 모두를 긴장하게 하는 부위이다. 후족부 당뇨발에서 대절단율 확률의 기준이 되는 위험점수는 통계학적으로 3점인 것으로 확인되었다. 3점 이상이란 경피산소분압 30mmHg 미만이고 감염이 있거나, 경피산소분압 40mmHg 미만이고 골수염이 있는 경우이다. 2점 이하를 받은 환자의 대절단율은 5%에 불과했지만, 심각한 감염과 허혈이 있음을 나타내는 3점 이상을 받은 환자의 대절단율은 20%로 상당히 증가했다.

그런데 더욱 중요한 것은 위험점수 3점 이상을 가진 환자들 사이에서도, 대절단율은 추가 위험요소의 존재여부에 따라 큰 차이가 난다는 것이다. 허혈과 감염 이외의 추가적인 요소를 찾기 위해 88개의 변수를 분석한 바 3기 이상의 만성신장질환(CKD) 유무, 혈청 헤모글로빈 < 10.35g/dL, 혈청 알부민 < 3.75g/dL 등 세 가지 위험요인이 확인되었다. 세 개 위험요인이 하나도 없는 환자들은 중대한 허혈과 감염이 있음에도 불구하고 절단율이 0%였다. 반면, 위험요인이 하나일 때 절단율은 6%, 두 개일 때 27%, 세 개 모두일 때 67%로 증가했다(그림 9-1).

따라서 위험점수 3점 이상인 환자들 사이에서도, 대절단율은 이러한 추가 위험 요소의 존재여부에 0~67%로 큰 차이가 났다(그림 9-2, 9-3). 이러한 저자 연구팀의 결과가 후족부 당뇨발로 걱정이 클 환자와 의료진들이 치료방향을 결정하는 데 도움이 될 수 있기를 기대한다.

그림 9-1

3 key Risk Factors

CKD ≥ Stage 3
Hb < 10.35 g/dL
Albumin < 3.75 g/dL

Major Amputation Rates

Increased from 0% to 67%
as the number of risk factors rose from 0 to 3

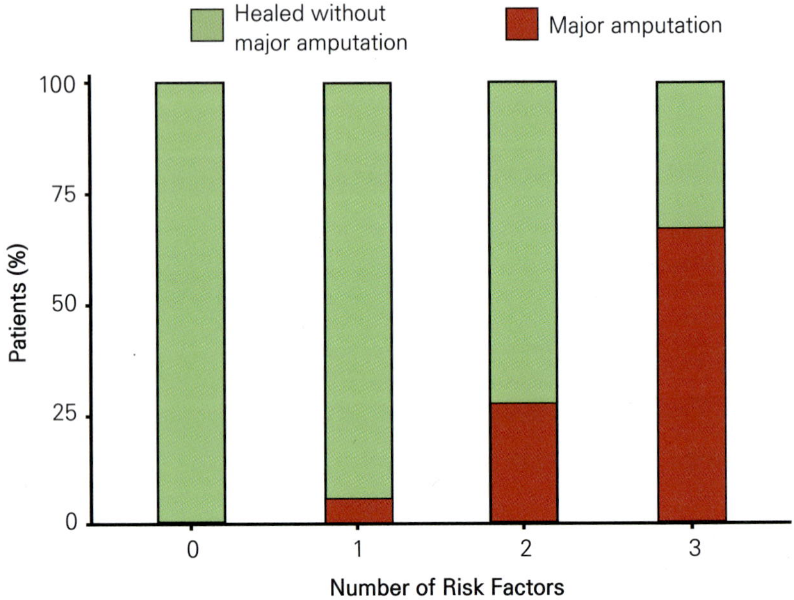

후족부 당뇨발은 전족부나 중족부에 비해 대절단 가능성이 높아 당뇨발 의료진들이 가장 긴장하는 부위이다. 특히 심각한 감염과 허혈을 동반한 경우 대절단 확률이 크게 올라간다. 그러나 이 경우에도 세 가지 중요한 절단위험인자의 보유 정도에 따라 대절단 확률에 큰 차이가 난다.

그림 9-2

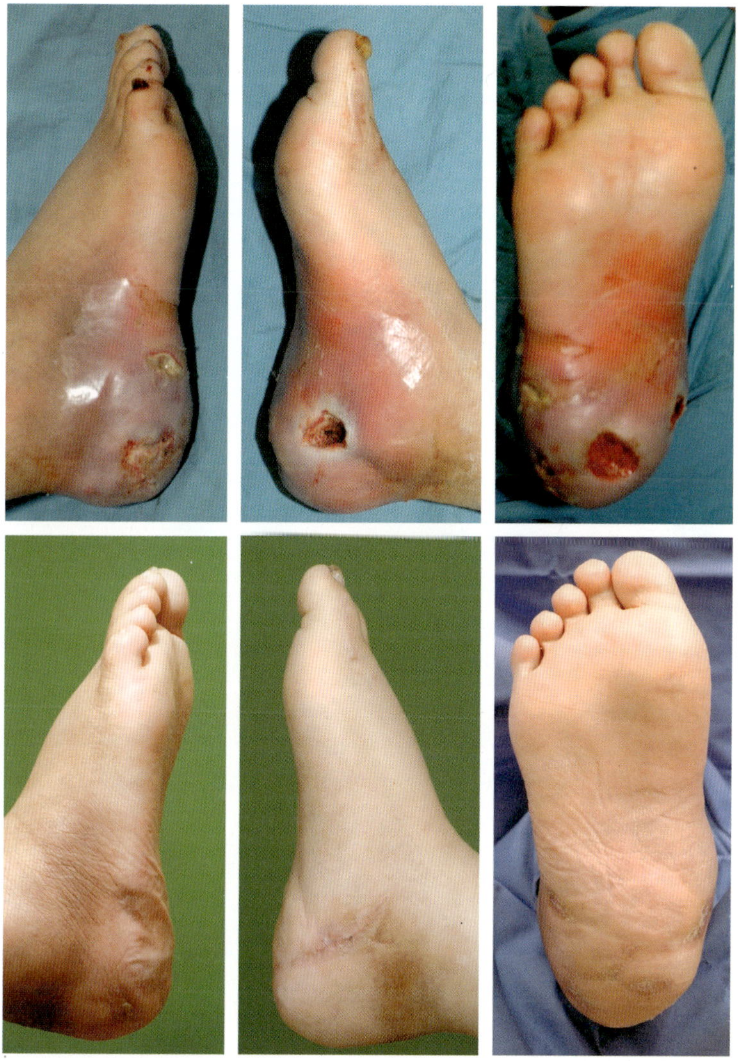

심각한 감염과 허혈이 있더라도 세 가지 절단위험인자가 없는 경우에는 대부분 발을 절단하지 않고 살릴 수 있다. **(상)** 치료 전. **(하)** 치료 후.

그림 9-3

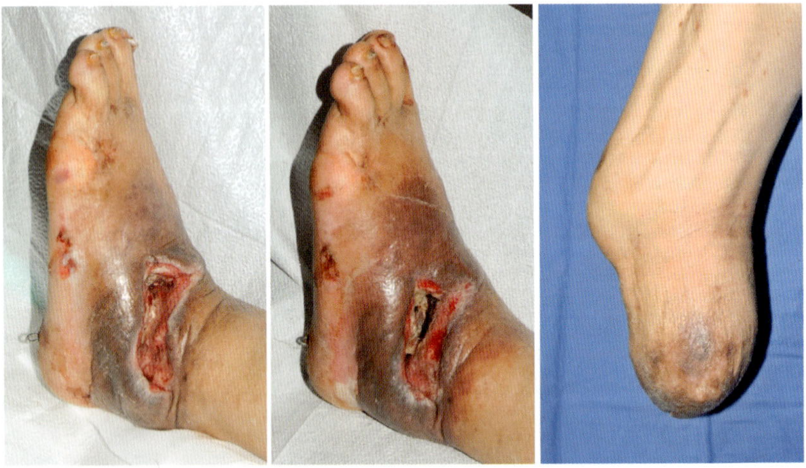

심각한 감염과 허혈이 있으면서 세 가지 절단위험인자를 모두 가지고 있는 환자로 결국 대절단으로 마무리됐다.

요 약

당뇨발 환자의 상태에 따라 대절단의 확률을 미리 예측하는 것은 치료방향을 결정하는 데 큰 도움이 된다. 이런 목적으로 저자의 연구팀은 심한 허혈과 감염이 동반된 후족부 당뇨발 환자들의 대절단 비율을 조사하였다. 후족부는 대절단의 위험이 높아 환자와 의료진들에게 가장 큰 긴장과 걱정을 주기 때문이다. 허혈과 감염 이외에 중증 만성신장질환(CKD), 낮은 헤모글로빈 수치, 낮은 알부민 수치 등 세 가지가 추가 위험요인으로 확인되었다. 중대한 허혈과 감염이 있음에도 불구하고 세 개 위험요인이 하나도 없는 환자들은 대절단율이 0%였다. 반면, 위험요인이 하나일 때는 6%, 두 개일 때는 27%, 세 개 모두일 때는 67%로 증가했다. 이 자료가 후족부 당뇨발로 걱정이 클 환자와 의료진들에게 치료방향을 결정하는 데 도움이 되길 기대한다.

Chapter 10

고가의 새로운 치료들, 정말 효과가 있을까?

▶ 당뇨발 치료를 위해 여러 치료법들이 개발되어 있다. 그러나 새로운 장비나 재료들은 대부분 비용이 만만치 않다. 과연 이런 치료법들이 비용 대비 유의미한 효과를 보이는지?

의학, 특히 재생의학 기술의 발전으로 당뇨발 치료를 위한 많은 새로운 치료법들이 개발되었거나 개발되고 있다. 여러 종류의 세포치료제, 성장인자제품, 인공진피, 최신 드레싱제, 산소 치료법, 레이저치료, 초음파치료, 체외충격파치료 등 많은 치료장비나 치료제들이 당뇨발에 효과가 있는 것으로 제품화되어 있다. 저자도 당뇨발 진료에 집중하기 시작하게 된 계기가 2002년 냉동하지 않은 동종섬유아세포 치료법을 개발하게 되면서부터다. 그 이후에도 여러 세포치료방법을 개발하였고, 제품화된 세포치료제도 있다. 앞서 언급한 여러 새로운 치료장비나 재료 등의 효과를 입증하기 위한 연구도 다수 수행한 바 있고, 여러 학회에서 강의도 꽤 많이 했다. 이때 흔히 받는 질문 중 하나가 "우리도 이런 치료를 시도해 봤는데 큰 효과를 보지 못한 것 같다. 어떤 이유가 있을까?"와 같은 것들이다.

1 치료가 효과를 얻지 못하는 이유

새로운 치료법을 적용하고도 별로 효과를 보지 못하는 경우, 크게 두 가지 이유가 있다고 생각한다.

1) 치료법 자체의 효과를 느끼지 못했을 수 있다.

어떤 치료법의 효과를 입증하기 위한 임상연구를 할 때는 포함기준과 제외기준을 통해 시험군과 대조군의 기본조건이 비슷하도록 엄격히 제한하고 통계분석을 하기 때문에 치료효과가 통계학적으로 명확히 나타나지만, 실제 임상현장에서는 이 치료법의 효과가 확연히 느껴지지 않을 수도 있다. 예를 들어 원래 설탕이 들어있는 믹스커피에 설탕을 약간 더 첨가했을 경우 당도를 측정해 보면 단맛이 증가한 것은 맞지만 우리 입맛으로는 별 차이를 느끼지 못하는 경우와 비슷하다.

2) 적용이 잘못됐을 수 있다.

치료법들마다 작용기전이 다 다르다. 따라서 각 치료법이 효과를 볼 수 있는 창상에 적용을 해야 하는데 적응증이 잘못된 경우도 많다. 사실 이 부분이 가장 흔히 보는 문제라고 생각한다. 예를 들면 세포치료제나 성장인자제품은 당뇨발의 네 가지 문제, 즉 VIPS(제6장 참조) 중 S(세포기능)를 활성화시키기 위한 것인데 V(허혈이 있는 경우), I(세균부하가 높은 경우), P(창상부위가 압박을 받는 경우) 이런 문제를 해결하지 않고 적용하면 효과가 나타날 리 없다. 특히 I의 경우에 적용한다면 오히려 악화됐을 것이다. 즉 VIPS의 다른 문제점들을 기본적으로 해결한 후 적용해야 한다.

2 새로운 치료의 효과

창상치유가 지연되거나 진행되지 않는 당뇨발에서 이를 개선하기 위해서는 창상치유에 필요한 VIPS 각 요소의 임계치(threshold)를 넘어야 한다. 어떤 치료법이 효과가 있다고 치더라도 창상치유에 필요한 최소 기준을 넘지 못하면 별 소용이 없다. 임계치를 넘지 못하면 환자나 의료진도 임상적으로 그 효과를 느끼지 못한다. 따라서 적용하는 치료법이 창상치유에 필요한 최소 기준, 즉 임계치 이상의 효과를 거둘 수 있느냐가 가장 중요하다.

작은 변화라도 임계치를 넘으면 질적으로 다른 결과를 만들어 낼 수 있다. 그 전까지는 큰 변화가 없다가, 임계치를 넘는 순간 갑자기 상태가 전환된다. 임계치를 넘는 작은 변화는 단순한 '양적변화'가 아니라 '질적전환'을 만들어 내기 때문이다. 물을 80℃에서 90℃로 가열하면 온도의 양적변화만 있지 액체상태는 유지한다. 그러나 같은 10℃라도 90℃에서 100℃로 임계치를 넘는 순간 액체에서 기체로 상태가 급격히 변한다. 임상적으로도 양적차이가 아니라 임계치를 넘었는지가 중요한 것이다.

예를 들어 경피산소분압을 10mmHg 높일 수 있는 치료가 있다고 가정해 보자. 사실 10mmHg를 높인다는 것은 임상적으로는 큰 효과가 없을 수도 있다. 경피산소분압이 50mmHg였던 환자는 60mmHg로 증가하겠지만 50mmHg나 60mmHg나 둘 다 창상치유가 충분히 가능할 정도의 산소량이므로 양적인 차이는 있어도 질적인 차이는 크게 보이지 않을 것이다. 또 경피산소분압이 10mmHg였던 환자는 20mmHg가 될 것이다. 역시 양적인 차이는 있지만 둘 다 창상치유가 불가능한 수치이므로 실제 창상치유에 도움이 됐다고 느끼기에는 부족할 것이다. 그러나 경피산소분압이 20mmHg인 환자를 상상해 보면 얘기가 달라진다. 경피산소분압이 30mm Hg로 증가하면 양적증가만 되는 것이 아니라 질적변화가 오게 된다. 즉, 창상치유 불능상태에서 가능상태로 변화된다는 것이다. 다른 치료들도 이런 결과로 이어질 수 있다.

새로운 치료법들에 대해 강조하고 싶은 것은 아무리 좋은 치료법이라도 한 가지 치료로 효과가 2배, 3배 이렇게 획기적으로 나타날 수 있는 치료법은 없다는 것이다. 따라서 저자는 당뇨발 치료 시 표준치료법에 더하여 새로운 치료법을 적용하는 것의 중요성을 다음의 세 가지로 생각하여 최선을 다하려고 노력하고 있다.

1) 병합효과

어떤 한 가지 치료법의 효과는 미미할 수 있지만 이들을 몇 가지 합치면 큰 효과를 볼 수도 있다. 예를 들어 한 가지 치료법만으로는 10%의 개선효과만을 볼 수 있어 임상적으로 큰 의미가 없을 수 있지만, 두 가지, 세 가지, 네 가지를 합치면 20%, 30%의 효과로 이어져 임계치를 넘길 수도 있는 것이다.

뿐만 아니라 큰 시너지를 낼 수도 있다. 예를 들면 북쪽에서 찬 바람이 불어오거나 남쪽에서 더운 공기가 불어오는 것은 일상적이고 특별한 일이 아니다. 그러나 이들이 어떤 특정 지점에서 만나면 토네이도가 발생해서 어마어마한 힘을 낼 수 있게 된다. 한 가지 사소해 보이는 치료가 또 다른 치료와 병합됐을 때 시너지를 내고 창상의 질을 변화시킬 수 있는 것이다.

2) 나비효과

사소한 행위가 시발점이 되어 크게 흐름이 바뀔 수 있듯이 작은 치료효과지만 이것이 기폭제가 되어 다른 요소들을 변화시킬 수도 있다. VIPS는 각각 독립적으로 작동하는 것이 아니고 서로 연관돼 있다. 예를 들면 조직산소화(V)가 좋은 발은 어느 정도의 압력(P)을 받아도 괴사되지 않고 견딜 수 있지만 허혈 상태의 발은 약간의 압력에도 괴사되거나 창상이 발생하게 된다. 즉 환자마다 VIPS의 임계치가 다 다르고 서로 영향을 준다는 것이다. 따라서 한 요소의 개선이 다른 요소의 임계치도 변화시키고 결국 큰 효과로 이어질 수도 있다.

3) 문턱효과

창상상태가 이미 임계치의 직전(문턱)까지 와 있을 수 있다. 이런 경우는 작은 치료효과도 창상치유를 획기적으로 개선시킬 수 있다. 앞선 예에서 경피산소분압이 20mmHg인 환자가 여기에 해당한다고 할 수 있다.

물론 확신을 가지고 치료하기는 어렵다. 확실치도 않은데 가능성만을 믿고 치료할 수 있느냐는 의견도 있을 수 있다. 그러나 시도도 안 하면 결과는 기대할 수 없다. 복권을 사지도 않고 로또 당첨을 기대할 수는 없는 일이고, 일단 화살을 날려야 과녁에 맞을 가능성이 있는 것이 아닌가? 특히 환자의 예후를 가늠하기 어려운 당뇨발의 경우 긍정적으로 생각하고 가능한 한 최선을 다하는 것이 중요하다고 생각한다(그림 10-1). "긍정적인 사람은 한계가 없고, 부정적인 사람은 한 게 없다"는 말도 있지 않은가?

그림 10-1

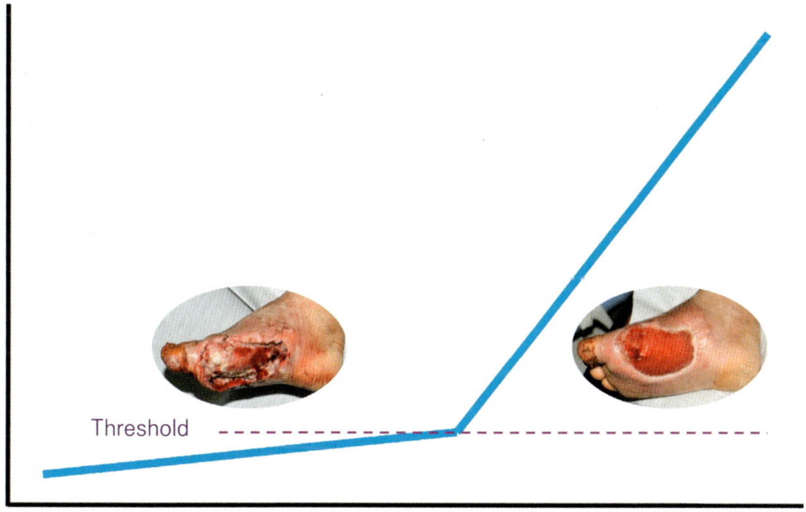

적용한 치료가 병합효과, 나비효과, 문턱효과 등을 통해 창상치유에 필요한 임계치를 지나면 창상은 질적전환을 하게 된다.

요 약

당뇨발에서 새로운 치료법들의 효과를 얻기 위해서는 VIPS의 표준 치료를 선행하고 적용해야 한다. 또한 한 가지 치료법만으로는 의미 있는 효과를 얻지 못할 수도 있지만 병합효과, 나비효과, 문턱효과 등을 통해 창상치유에 필요한 임계치를 넘길 수도 있다. 최선을 다하는 노력이 필요하다고 생각한다.

Chapter 11

IWGDF(국제당뇨발연구회) 가이드라인, 꼭 따라야 할까?

▶ IWGDF (International Working Group on Diabetic Foot)에서는 정기적으로 당뇨발 치료 가이드라인을 내고 있다. 이것을 따르는 것이 최선일까?

IWGDF (International Working Group on the Diabetic Foot)에서 제작하는 'Guidelines for Management of Diabetic Foot'은 전 세계적으로 표준 참고자료로 평가받는 중요한 지침서다. 그러나 IWGDF 가이드라인을 금과옥조(金科玉條)처럼 여기고 그 중요성을 너무 과도하게 여기는 경향이 있다. 그러나 이 가이드라인은 절대적인 것이 아니다. 또 우리나라의 의료 실태와는 다른 부분이 많아 그저 참고자료로 활용하는 것이 좋다. 저자의 경우도 웃지 못할 경험을 한 적이 있다. 당뇨발 치료에 있어서 조직배양검사의 중요성에 대해 연구한 내용을 논문으로 제출한 적이 있는데, 심사자 중 한 사람이 논문결론이 IWGDF 가이드라인 내용이 다르다고 배제를 한 것이다. 국제학술지의 심사자조차도 가이드라인에 대한 이해가 부족한 것을 보고 약간은 어이가 없었다. 이 논문은 다른 저널에 투고해서 우수논문으로 선정되어 상을 받기도 했다.

가이드라인은 필수적인 것이 절대 아니다. 우리나라 의료진들이 특히 이 가이드라인에 대해 너무 과도한 신뢰를 갖는 경향이 있는 것 같아 이 내용을 다루고 싶었다. 가이드라인에 대한 오해와 한계점에 대해 얘기해 보고자 한다.

1 가이드라인은 표준진료가 아니다

IWGDF 가이드라인은 standard care(표준진료)가 아니라는 점을 강조하고 싶다. Protocol이나 manual은 더더욱 아니다. '가이드라인'이란 필수적이 아닌 추천 혹은 권장하는 지침이다. "이렇게 하는 것을 추천함" 정도로 이와 맞지 않더라도 임상의의 재량권대로 진료할 수 있는 것이다. 이해 비해 'standard care'는 적절하다고 인정되어 널리 보편적으로 시행되고 있는 진료로 "최소 이정도는 해야 함"에 가깝다. 'Protocol'은 각 병원별로 자신들의 상황이나 자원을 고려하여 일관된 처치를 위해 만드는 것으로 "이렇게 해야 함"이며 당연히 병원별로 다를 수 있다. Standard care나 protocol은 지키지 않을 경우 과실로 간주되거나 징계사유가 될 수도 있다. 그러나 가이드라인은 아니다. 참고자료일 뿐이다.

당뇨발의 경우는 standard care나 protocol을 만든다는 것 자체가 불가능에 가깝다. 다른 질병의 경우는 병인이나 특징이 비교적 명확하고 진료하는 의료진도 정해져 있어, standard care에 대해 합의를 이루는 것이 가능하다. 그러나 당뇨발 같은 경우는 환자 특성이 너무 다양하고, 치료하는 의료진들도 여러 분야에 걸쳐 있기 때문에 학회나 단체에서 standard care

나 protocol을 만든다는 것 자체가 무리한 작업이라고 할 수 있다. IWGDF 가이드라인에서도 standard care의 '보조' 역할이라고 명시하고 있다.

2 형식적 근거에만 너무 치중했다

IWGDF 가이드라인에서는 근거에 기반하여 작성했고, 고품질의 근거가 부족한 경우는 전문가 합의에 의존했다고 적고 있다. 신뢰성 있고 객관적인 것처럼 보이지만 한계가 분명히 존재한다. 근거란 명문화된 연구결과 즉 논문들을 중심으로 한다. 그러나 어떤 내용들은 중요하긴 하지만 이미 신뢰를 얻고 널리 통용되고 있어 별도로 연구를 진행할 만큼의 의미나 가치가 없다고 생각되어 논문으로 발표된 연구결과가 부족한 경우도 많은데, 이런 내용은 여기서는 근거가 부족하다고 판단된다. 반면 새로 개발된 특정 의료기나 제품들은 스폰서주도 연구(sponsor–initiated study) 또는 스폰서주도 임상시험(sponsor–initiated clinical trial)을 통해 논문화 되어 근거가 많이 쌓이는 경향이 있다. 이런 것이 형식지와 암묵지의 차이이며 본 저서를 집필하게 된 이유와도 연결될 수 있다. 의료 분야에서는 특히 근거로 확인하기 어려운 부분이 많이 있다.

3 전문가그룹 선정의 한계가 있다

IWGDF에서는 전문가들은 세계적으로 인정받은 임상가 및 연구자로 구성되고 이해상충 관리를 하고 있다고 한다. 그러나 IWGDF 내부의 추천 및 초청 위주로 전문가를 선발하는 방식이고, 특정 드레싱이나 치료장비에 대한 연구를 수행한 전문가가 위원으로 참여하는 경우도 있어, 이런 부분이 강조되는 경향이 있고 객관성이 부족할 수 있다.

4 적용 실효성에 의문이 있다

가이드라인이 지나치게 이상적이거나 복잡해 현장 적용이 어려운 경우도 있다. 예를 들어, 표준화된 발압력 검사나 반복적인 영상검사를 권장하지만 실제로 이를 수행할 수 있는 시설이 부족한 경우가 많다. 선진국 의료시스템을 전제로 작성된 부분이 있어, 고가의 드레싱이나 첨단 영상장비 등이 권고되기도 한다.

반대로 어떤 부분은 너무 허술하다. 저자도 이 부분을 강조하고 싶다. 우리나라의 경우 웬만한 유럽의 병원들 보다 의료진의 수준이나 시설, 장비 등이 우수한 곳이 많다. 훨씬 양질의 진료를 할 수 있음에도 불구하고 IWGDF 가이드라인에 맞춰 하향 진료를 하게 될 수도 있다. 한 가지 예를 들자면 IWGDF에서는 감염에 대한 진단은 임상적 증상이나 징후로 하라고 한다(그림 11-1). 감염의 증상이나 징후가 없으면 세균배양검사를 할 필요가 없고, 항생제 치료도 권고하지 않는다(그림 11-2).

그러나 당뇨발 환자는 면역기능 저하로 인해 임상증상이 없는 'silent infection'이 흔하므로(제20장 참조), 세균검사가 필수적이다. 저자의 연구팀이 보고한 적도 있는데 감염 증상이 없는 당뇨발의 49%가 세균배양검사에서 양성이 나왔다. 이 중 14%는 연부조직 감염이었고, 특히 35%는 골수염이 있었다. IWGDF 입장에서는 공공의료수준에 맞춰야 하거나, 이렇

그림 11-1

IWGDF Infection Guideline

LIST OF RECOMMENDATIONS

1a. Diagnose a soft tissue diabetes-related infection clinically, based on the presence of local or systemic signs and symptoms of inflammation. (GRADE recommendation: Strong; Certainty of evidence: Low)

1b. Asses the severity of any diabetes-related foot infection using the IWGDF/IDSA classification scheme. (Strong; Low)

2. Consider hospitalising all persons with diabetes and a foot infection who have either a severe foot infection as classified by the IWGDF/IDSA classification, or a moderate infection which is associated with key relevant morbidities. (Conditional; Low)

3. Assess inflammatory serum biomarkers such as C-reactive protein, erythrocyte sedimentation rate, or procalcitonin in a person with diabetes and a possible infected foot ulcer for whom the clinical examination is diagnostically equivocal or uninterpretable. (Best Practice Statement)

4. For diagnosing diabetes-related foot soft-tissue infection, we suggest not using foot temperature (however measured) or quantitative microbial analysis. (Conditional; Low)

IWGDF 가이드라인에 따르면 감염의 진단은 증상과 징후에 기반하여 임상적으로 하라고 권고한다. 당뇨발 치료 실패의 중요한 원인 중 하나인 'silent infection'을 놓칠 가능성이 높다고 생각된다.

출처: Senneville É, Albalawi Z, van Asten SA, Abbas ZG, Allison G, Aragón-Sánchez J, et al. Guidelines on the diagnosis and treatment of foot infection in persons with diabetes (IWGDF/IDSA 2023). International Working Group on the Diabetic Foot (IWGDF); 2023. Available from: https://iwgdfguidelines.org/infection-guideline-2023/

그림 11-2

IWGDF Infection Guideline

LIST OF RECOMMENDATIONS

5. In a person with suspected soft tissue diabetes-related foot infection, consider a sample for culture to determine the causative microorganisms, preferably by aseptically collecting a tissue specimen (by curettage or biopsy) from the wound. (Conditional; Moderate)
6. Use conventional, rather than molecular, microbiology techniques for the first-line identification of pathogens from soft tissue or bone samples in a patient with a diabetes-related foot infection. (Strong; Moderate)
7. In a person with diabetes, consider using a combination of probe-to-bone test, plain X-rays, and erythrocyte sedimentation rate, or C-reactive protein, or procalcitonin as the initial studies to diagnose osteomyelitis of the foot. (Conditional; Low)
8. Perform magnetic resonance imaging when the diagnosis of diabetes-related osteomyelitis of the foot remains in doubt despite clinical, plain X-rays and laboratory findings. (Strong; Moderate)
9. Consider using positron emission tomography, leukocyte scintigraphy or single photon emission computed tomography as an alternative to magnetic resonance imaging for the diagnosis of diabetes-related osteomyelitis of the foot. (Conditional; Low)
10. In a person with diabetes for whom there is suspicion of osteomyelitis of the foot (before or after treatment), consider obtaining bone (rather than soft tissue) samples for culture, either intraoperatively or percutaneously. (Conditional; Moderate)
11. Do not treat clinically uninfected foot ulcers with systemic or local antibiotic therapy when the goal is to reduce the risk of new infection, or to promote ulcer healing. Best Practice Statement

12a. Use any of the systemic antibiotic regimens that have shown to be effective in published randomised controlled trials at standard (usual) dosing to treat a person with diabetes and a soft tissue infection of the foot. (Strong; High)

IWGDF 가이드라인은 감염이 의심되는 경우(임상적 증상과 징후가 있는 경우)에만 세균배양검사를 하고, 감염 증상과 징후가 없는 경우는 항생제 치료는 할 필요 없다고 권고한다. 'Silent infection'을 악화시킬 가능성이 높다. 환자에게 최고의 의료를 제공하려면 작은 가능성도 놓치지 않는 진료가 필요하지 않을까? 물론 의료진 각자의 상황에 따라 결정할 사항이다.

출처: Senneville É, Albalawi Z, van Asten SA, Abbas ZG, Allison G, Aragón-Sánchez J, et al. Guidelines on the diagnosis and treatment of foot infection in persons with diabetes (IWGDF/IDSA 2023). International Working Group on the Diabetic Foot (IWGDF); 2023. Available from: https://iwgdfguidelines.org/infection-guideline-2023/

게 지침을 내릴 수밖에 없는 이유가 있었을 것이라고 생각한다. 따라서 의료진들이 IWGDF 가이드라인을 표준이라고 생각할 필요는 전혀 없다. 각자의 상황에 맞춰 적절한 진료를 하면 된다.

IWGDF 가이드라인은 당뇨발 관리에 있어 세계적으로 권위 있는 자료임은 분명하다. 다만, 작성 배경을 고려할 필요가 있다. 각 국가와 기관에서는 이를 참고하되 각각의 의료환경, 지역적 특성과 문화, 환자와 가족들의 상황에 맞게 수정·보완하여 적용하는 것이 중요하다고 하겠다.

요 약

IWGDF (International Working Group on the Diabetic Foot)에서 제작하는 가이드라인은 전 세계적으로 표준 참고자료로 평가받는 중요한 지침이다. 그러나 이는 가이드라인이지 standard care나 protocol이 아니다. 참고는 하되 최종결정은 각자의 상황에 따라 의료진이 해야 한다.

Chapter 12

모든 당뇨발이 전문가를 찾아야 할까?

▶ 당뇨발은 당뇨발센터나 협진체계가 갖추어진 곳에서 당뇨발 전문가가 진료해야만 하는지?

1 경중에 따른 당뇨발 차이

모든 당뇨발을 당뇨발 전문가나 센터에서 진료할 필요는 없다고 생각한다. 당뇨발에도 세 종류가 있다. 첫째는 VIPS(제6장)의 심각한 문제가 없고 창상이 경미한 경우, 둘째는 당뇨발 상태나 환자의 건강상태가 매우 나빠 당뇨발과 관련된 검사나 치료를 받는 것이 무의미하거나 받기가 어려운 경우, 셋째는 첫째와 둘째 사이이다. 첫째 경우는 일반적인 창상관리만 해도 되므로 진료하는 의료진에 따라 결과 차이가 크게 없다. 둘째도 창상치유는 불가능한 상태이므로 절단하거나, 감염이 확산되지 않도록 창상유지만을 목적으로 창상관리를 해야 한다. 당뇨발 전문가라고 해서 할 수 있는 부분이 거의 없다. 셋째가 문제다. 의료진이 어떻게 치료하느냐에 따라 당뇨발의 예후가 크게 달라질 수 있는 경우이기 때문이다. 그런데 문제는 이렇게 세 가지 종류 중 어디에 속하는 당뇨발 인지를 판단하는 것조차도 전문적인 지식과 경험이 필요하다는 것이다. 셋째 창상인데 첫째로 생각해서 치료하면 결과가 나빠질 수도 있다. "모르면 약이 아니라, 독이 된다"는 말도 있지 않은가?

2 선진국의 예

유럽이나 미국 등을 비롯한 OECD 대부분의 국가에서는 당뇨발은 전문가가 진료해야 하는 영역으로 분류하고 있다. 많은 당뇨발 전문센터를 만들고 여기서 진료한다. 전문센터에서 진료하는 것이 예후가 훨씬 좋다는 것을 알고 있기 때문이다. 현재 세계 여러 나라 의료보험제도의 효시라 할 수 있는 영국의 NHS (national health service)나 미국의 Medicare, Medicaid, 미국의사협회 등 공신력 있는 기관이나 단체에서 수행한 대단위 연구에서도 당뇨발은 전문센터에서 진료하는 것이 절단율을 낮춘다고 보고하고 있다.

저자가 연수했던 덴마크의 병원은 이 나라의 가장 중심에 위치한 Odense라는 도시에 있는데, 규모도 1,000베드로 덴마크에서는 가장 크다. 전국 각지에서 전원되는 환자들을 진료하기에 적합하도록 만들었다. 당뇨발도 지역 병원에서 의뢰되면 일단 이 병원의 창상센터에서 진료하고 각 환자의 상태를 파악한 후, 적절한 치료 방향이 정해지면 그 치료방향을 다시 지역 병원에 알려주고, 그곳에서 치료하도록 한다.

3 우리나라의 현실

우리나라는 반대인 것 같다. 일단 지역 병원에서 진료하고 상태가 안 좋아지면 전원한다. 그런데 오랜 시간이 지나고 심해진 후에야 전원되는 경우가 많다. 왜 이럴까? 당뇨발은 전문질환이라는 인식이 부족한 것 같다. 심장질환, 뇌질환, 안과질환 등은 해당 분야 전문의를 찾는다. 그러나 당뇨발은 그냥 '가벼운 상처'라고 생각하고 아무 병원이나 간다. 또 의료진들도 (물론 다 그런 것은 아니지만) 가볍게 생각하고 창상소독만 한다.

당뇨발에 대한 인식 부족에는 우리나라 의료정책도 한몫하고 있다. 우리나라 질병군 분류에서는 당뇨발은 두통이나 알레르기 등과 같이 '일반진료 질병군'으로 분류하고 있다. 학회 차원에서 이를 '전문진료 질병군'으로 변경하려는 노력을 하고는 있지만 당분간은 이럴 것 같다.

4 전문가의 힘

타고 다니는 차에 문제가 생겨 카센터에 간다. 정비 직원이 1시간 이상 이곳저곳 세심히 살피고 몇 개의 부품을 교환해야 한다고 해서 큰돈을 주고 그렇게 한다. 그런데 운행하다 보니 똑같은 문제가 발생한다. 다른 곳에 가서 점검했더니 10분 만에 원인을 찾고 싼 값으로 문제를 해결한다. 이 차이가 '전문가의 힘'이다. 열심히만 한다고 해결되는 것이 아니다. 제대로 해야 한다. 전문가란 문제를 보는 눈이 다른 사람이다(그림 12-1).

당뇨발이 여기에 해당한다고 할 수 있다. 당뇨발은 '창상'으로 보면 안 된다. '환자 몸의 시스템 붕괴'로 봐야 한다. 즉, 당뇨발 치료는 드레싱으로

그림 12-1

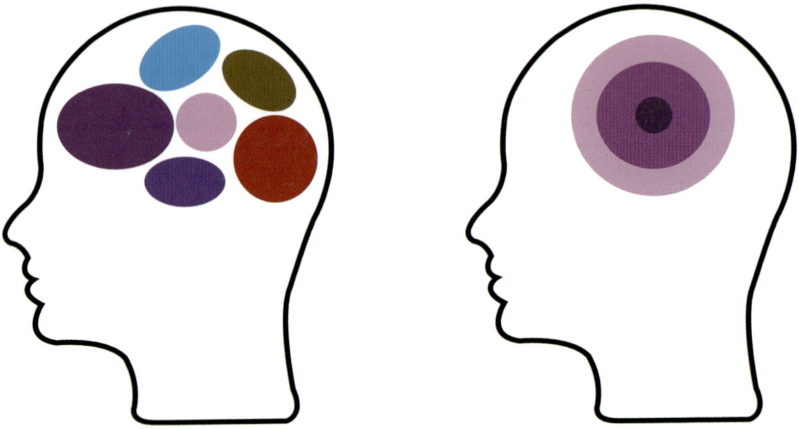

문제 해결에 대한 **(좌)** 비전문가와 **(우)** 전문가의 차이. 비전문가는 문제의 초점을 찾지 못하고 자신이 가지고 있는 단순하고 파편적인 지식들을 모두 동원한다. 전문가는 문제 해결에 필요한 지식들을 가려내 체계적이고 종합적으로 구조화한다. 문제를 보는 눈이 다를 수밖에 없다.

하는 것이 아니라, 원인을 찾아내고 치료방향을 정하는 일이다. 퍼즐 맞추기와 비슷하다. 혈류, 감염, 압력, 세포기능 등을 하나하나 맞춰가며 전체 그림을 봐야 한다. 지식, 기술, 경험이 필요하다. 전문가가 해야 하는 일이다. 당뇨발 환자가 오랜 기간 치료를 받고도 낫지 않아 결국 발을 잘라야 한다는 말을 들었다. 그러나 다른 병원에서 당뇨발 전문가가 환자를 면밀히 살피고 적절한 치료를 한 후 절단을 면하고 서서히 회복되었다. 이런 예가 적지 않다.

5 '2 Week Challenge'

현재 우리나라 현실을 고려해서 최선은 아니지만 당뇨발을 진료하기 위한 차선책을 제시하고 싶다. 바로 '2 week Challenge'이다. 일단 환자가 선택한 병원에서 진료를 한다. 2주 정도 치료했는데 호전이 있다면 그대로 치료해도 된다. 물론 전문가가 한다면 치유속도를 더 빠르게 할 수 있을지도 모르지만, 최소한 창상을 악화시키지는 않는다. 그러나 2주간의 치료에도 불구하고 창상이 호전이 없거나 나빠지면 당뇨발 전문가의 의견을 구하는 것이다. 더 늦어져서 상황이 심각하게 악화되기 전에 말이다.

우리나라는 당뇨발센터가 많지 않기 때문에 어차피 모든 당뇨발을 처음부터 전문가가 진료하기는 어렵다. 우리나라와 국토, 인구, 경제수준 등 여러 면에서 비슷한 이태리만 해도 당뇨발센터가 200개가 넘는다. 우리는 전보다는 인식개선이 많이 돼서 당뇨발센터가 많아지긴 했지만, 제대로 된 인력, 장비, 시설, 협진체계를 갖춘 곳은 많지 않은 것 같다. 대한당뇨발학회에서도 당뇨발 전문센터에 대한 심사와 인증을 매년 하고 있는데, 인증을 통과한 곳이 아직은 손에 꼽을 정도이다.

요 약

당뇨발은 창상이라는 한 가지 측면만 생각하면 안 된다. 여러 각도에서 접근해야 하는 질환이다. 초기에 전문가의 의견을 구하고 적절한 치료방향을 정하는 것이 중요하다. 그러나 우리나라는 인식이나 의료정책에 있어 이런 원칙적인 진료가 어려운 상황이다. 일단 2주 정도 치료해 보고 호전이 없으면 당뇨발 전문가의 도움을 받는 것을 권하고 싶다. 더 늦어지면 어렵다.

PART 02

당뇨발 실전 팁, 이렇게 하라

Practical Tips

Chapter 13

당뇨발에서는 어떤 기준으로 드레싱제를 선택해야 할까?

▶ 일반적으로 창상드레싱제의 선택은 삼출물 양과 상태, 감염여부, 창상 크기 등을 고려하여 선택한다. 당뇨발에서는 다른 선택 기준이 있는지?

1 드레싱의 역할

창상 드레싱의 일차적 목적은 최적의 치유환경을 제공하여 창상치유를 빠르게 하는 것이다. 그럼 최적의 치유환경을 제공하려면 어떻게 해야 할까? 창상치유에 도움이 되는 물질들은 제공해 주고, 반대로 창상치유에 방해가 되는 물질들은 제거해 주면 된다. 도움이 되는 물질들이란 수분, 영양분, 산소, 성장인자 같은 것들이고, 방해가 되는 것들은 세균이나 괴사조직들이다.

이들 요소 중 가장 중요하고 최우선적으로 고려해야 할 요소는 세균이다. 드레싱 시 다른 요소들은 적절치 않더라도 창상치유를 지연시키기는 하지만 심각히 악화시키거나 전신적인 영향을 주진 않는다. 그러나 세균,

즉 감염이 조절이 안 되면 치명적 결과로 이어지기 때문이다. 따라서 창상 드레싱을 할 때 제일 먼저 할 일은 감염이나 세균부하가 높은 창상인지, 깨끗한 창상인지 구별하는 것이다. 전자라고 판단되면 debridement나 항균제들을 사용한 후, 밀폐시키지 않고 공기와 접촉되도록 창상을 덮는 정도로 마무리한다.

창상이 깨끗하다고 판단되면 세균을 제외한 다른 요소들을 조절하면 되는데 그러려면 어떻게 해야 할까? 창상의 삼출물을 적절히 유지해 주면 된다. 깨끗한 창상의 삼출물에는 앞서 언급한 좋은 물질들이 다 포함돼 있기 때문이다. 따라서 삼출물로 적절한 습윤환경을 유지해 주면 창상부위의 세포이동과 조직재생을 촉진할 수 있다. 그러나 삼출물이 지나치게 많으면 과습(maceration)이 발생한다. 삼출물이 창상주변 피부로 퍼져 피부가 불고 약해져서 창상 확대로 이어질 수 있다. 또한 과도한 습기는 세균이 자라기 좋은 환경이 되어 2차 감염이 생길 수도 있다.

반대로 창상이 건조하면 창상치유에 여러 가지로 불리한 환경이 된다. 창상치유 과정에서 중요한 역할을 하는 섬유아세포와 각질세포 등 피부세포는 습윤한 환경에서 잘 이동하고 증식하기 때문이다. 건조하면 세포이동이 어렵고 조직재생이 지연된다. 창상이 건조하면 딱지(scab)가 생기는데, 이 딱지가 세포이동을 물리적으로도 차단한다. 딱지가 있으면 세포들은 이동하거나 조직재생을 위한 노력을 해야 할 뿐만 아니라, 추가로 딱지를 제거하기 위해 단백질분해효소를 분비해야 하는 등 할 일이 더 많아져 부담이 커지기 때문에 창상치유가 지연되게 된다. 또 건조된 창상표면이 갈라지면서 통증을 유발할 수도 있다. 습윤환경 이외에도 필요한 한 가지를 더 추가하자면 깨끗한 창상이라 하더라도 창상의 감염을 예방하기 위해서 외부 세균이나 오염물질이 창상에 침투하는 것을 차단하는 것이다.

2 일반 창상에서 드레싱제의 선택 – 습윤환경 조성

앞서 언급된 여러 요소들을 고려해 볼 때 깨끗한 창상에 전통적인 거즈 드레싱은 이상적인 드레싱제라고는 할 수 없다. 거즈 드레싱으로는 적절한 습윤환경을 유지할 수 없을 뿐만 아니라, 외부로부터의 세균차단도 할 수 없기 때문이다.

요즘은 창상에 적절한 치유환경을 제공해 주기 위한 목적으로 수많은 드레싱제가 상품화되어 있고 임상에서도 활발히 사용되고 있다. 오히려 종류가 너무 많아 어떤 것을 선택하는 것이 좋을지 고민일 정도다. 이제 드레싱제는 단순히 창상을 덮는 재료가 아니다. 창상의 상태에 맞춰 선택하고 적용해서 창상치유에 효과적으로 기여할 수 있어야 한다. 드레싱제 선택 시 창상의 상태(건조, 습윤, 감염여부나 세균부하 정도 등)에 따라 목적에 맞는 제품을 선택하는 것이 중요하다. 그러나 감염된 창상은 debridement를 하거나 항균제를 사용해서 해결해야지 드레싱제만으로 치료하기는 어렵다. 물론 어떤 드레싱제는 항균효과를 위해 요오드나 은 성분 등 항균성분을 드레싱제에 포함시킨 것들도 있지만 그 효과는 제한적이다. 따라서 현재 상품화돼 있는 드레싱제는 대부분이 습윤환경 조절에 주로 초점이 맞춰져 있다.

삼출물이 과도한 창상에서는 많은 삼출물을 흡수하여 주변 피부의 과습을 예방할 수 있는 고흡수성드레싱(알지네이트, 하이드로파이버 등)을 사용한다. 중간 정도 삼출물에는 폼드레싱이 적합하다. 고흡수성 폴리우

레탄 소재로 제작되며 삼출물이 외부로 누출되는 것을 방지한다. 또한, 세균유입을 막을 수 있도록 바깥층을 필름으로 구성하였으며, 재질이 부드러워 통증완화에도 도움이 된다. 삼출물 양이 적은 경우 하이드로콜로이드 드레싱이 유용하다. 삼출물과 만나면 젤을 형성하여 추가적인 습윤환경을 조성해 주고 외부 오염 차단으로 세균유입을 막는다. 창상이 건조하거나 딱지가 두꺼운 경우는 수분공급을 위해 하이드로겔 드레싱을 사용함으로써 세포이동 등 세포기능을 촉진시킬 수 있다. 이런 습윤환경 조성능력을 기본으로 해서 각 드레싱제들에 항균성분(요오드, 은 등)을 첨가하여 항균드레싱을 만들기도 하고, 창상치유를 촉진시킬 수 있는 성분들이나 다른 목적의 물질들을 첨가하기도 하는 것이다.

3 당뇨발에서 드레싱제의 선택

앞서 얘기한 대로 일반적인 창상에서는 감염된 창상을 제외하면 드레싱제의 선택은 삼출물 정도에 따른 습윤환경 조절 능력에 따라 정하면 된다. 일반창상에서 감염은 임상적으로 쉽게 구분되므로, 드레싱제 선택에 있어서의 초점은 적절한 습윤환경 조성이다. 더군다나 많은 드레싱제 제조사에서 습윤환경에 초점을 맞춘 값비싼 드레싱제를 앞다투어 개발하고, 연구결과를 발표하고, 또 학회 등을 통해서 홍보를 하기 때문에 습윤드레싱제들의 역할이 더욱 부각되는 것 같다. 과도하게 부풀려진 느낌도 있다. 의료진들도 자연히 습윤드레싱제들을 써야 되는 줄 착각하게 되기도 한다.

그러나 당뇨발의 경우 드레싱제 선택의 초점을 습윤환경 조성에 두면 위험하다. 삼출물이 창상치유를 방해할 수 있기 때문이다.

1) 습윤환경 조절

연구에 따르면 당뇨발 등 만성창상은 삼출물 내에 치유에 도움이 되는 물질보다 오히려 방해하는 성분(단백질분해효소, 염증성 사이토카인 등)이 많아 창상주변의 건강한 세포활동을 방해하고, 단백질을 분해해 조직 재생을 지연시키는 경우가 흔하다. 또한 만성염증상태를 유지시킴으로써 창상이 더 악화되고 크기가 커질 위험이 있다. 따라서 당뇨발에서는 습윤 상태보다 건조상태가 더 유리할 수 있다. 면역기능이 저하된 환자들은 습윤환경 자체가 세균증식을 일으켜 감염으로 이어질 수도 있다. 더군다나 당뇨발 환자들은 감염 증상이나 징후가 나타나지 않는 경우가 많아 감염을 판단하기가 쉽지 않다(제20장 참조). 감염이 아니라고 생각하고 습윤드레싱을 하다가 치명적인 결과를 초래할 수도 있다.

따라서 당뇨발에서 드레싱제 선택의 초점은 습윤환경이 아니라 세균부하(감염) 조절이다. 감염인지 아닌지 확실치 않은 상태에서 감염 증상이 없다는 사실에만 근거하여 습윤드레싱이나 창상치유를 촉진시키는 성분들이 첨가된 드레싱제를 사용하는 것은 요행을 바라는 것과 다름이 없다. 안전한 길을 택하려면 습윤드레싱보다 건조드레싱이 낫다고 할 수 있다.

2) 산소투과성

당뇨발에서 드레싱제 선택 시 또 한 가지 강조하고 싶은 내용은 드레싱제의 기체투과성(gas permeability), 즉 산소투과성이 좋으냐이다. 당뇨발에서 드레싱제 선택 시 고려해야 할 중요한 요소인데 흔히 간과되고 있다. 가장 흔히 사용되는 드레싱제인 폼드레싱제는 기체투과성은 있지만, 자유롭게 외부와 기체교환이 이루어지는 구조는 아니다. 거즈의 산소투과율

(oxygen transmission rate, OTR) 혹은 산소투과도(oxygen permeability)가 10,000cc/m²/day 이상인 데 비해, 폼드레싱제는 1,000~2,000cc/m²/day 수준이다. 삼출물로 인해 폼드레싱제의 기공이 꽉 찬 경우는 거의 0에 가까워진다. 하이드로콜로이드는 재질 자체가 거의 무산소 상태를 만든다. 따라서 외부로부터 산소를 공급받는 것이 중요하거나, 대부분의 산소를 외기에서 공급받아야 하는 허혈성 당뇨발에서는 적절하지 않을 수 있다. 감염조절과 삼출물 관리만 고려해서 드레싱제제를 선택해선 안 된다(그림 13-1).

4 드레싱은 궁합이다

궁합이란 말이 있다. 궁합이 좋으면 서로 편안함을 느끼고 부족한 것들을 보완하며 잘 지내게 된다. 어떤 사람에게는 특정 유형의 사람이 잘 맞지만, 또 다른 사람에게는 전혀 맞지 않을 수 있다. 자유롭고 독립적인 성격이 맞는 사람도 있고, 서로 깊은 유대와 지속적인 교감을 줄 수 있는 사람이 적절한 사람도 있다. 음식도 그렇지 않은가? 궁합이 좋은 음식들은 함께 먹었을 때 부족한 영양소를 서로 보충해 주거나 소화를 도와주고, 풍미나 식감을 서로 보완하여 더 맛있게 먹을 수 있게 해 준다. 반면 궁합이 나쁜 음식들을 함께 먹으면 소화에 부담을 주거나 영양소의 흡수를 방해하게 되고, 특정 성분들이 결합하여 해로운 물질을 생성하거나 독성을 유발할 위험도 있다.

드레싱제도 마찬가지이다. 모든 창상에 맞는 드레싱제는 없다. 특히, 당뇨발의 경우는 단순히 '습윤'만 추구해선 안 된다. 환자의 면역상태와 창상

그림 13-1

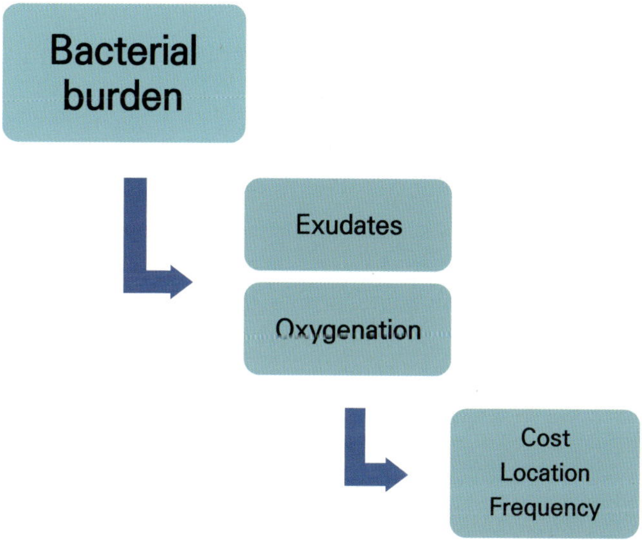

당뇨발에서 드레싱제 선택 시 최우선으로 고려해야 할 요소는 습윤환경 조성이 아니라, 세균부하 감소이다. 세균부하가 문제가 없다고 판단되면, 그 다음에 삼출물 관리와 산소투과도를 고려한다.

상태에 따라 적합한 드레싱제를 선택하는 것이 핵심이다. 드레싱제는 궁합이다. 사람이나 음식이 최고의 궁합과 최악의 궁합만 있는 것이 아니고 중간 궁합들이 있듯이, 드레싱제도 마찬가지이다. 최적의 드레싱제가 적용될 수 있으면 제일 좋겠지만, 가장 알맞은 궁합의 드레싱제를 선택한다는 것이 쉬운 일은 아니다. 최선이 아니라면 차선의 드레싱제라도 적용돼야 한다. 중요한 점은 최악의 드레싱제를 선택하는 것을 피하는 것이다. 감염여부 등 창상상태를 잘못 평가하면 최선의 드레싱제라고 판단하고 적용한 것이 실제로는 최악이 될 수도 있기 때문이다. 따라서 당뇨발에서는 최적의 궁합을 선택하겠다는 목표보다는 최악의 궁합을 피하겠다는 자세가 필요하다고 생각한다. 즉 감염이 없다는 확신이 들 때까지는 삼출물을 잘 흡수하는 고흡수성 드레싱(하이드로파이버나 알지네이트 등)을 사용하는 것이 안전하다. 감염의 염려가 되면 항균 드레싱이 필요하다. 또한 드레싱 교체시마다 창상평가를 통해 드레싱제 변경도 고려해야 한다(그림 13-2).

현재 사용하고 있는 드레싱제가 적절한 궁합인지에 대한 확신이 없을 경우 '2 week challenge'라는 말을 상기해 볼 필요가 있다. 즉 2주 정도 본인이 선택한 드레싱제를 사용해 보고 호전이 없거나 악화됐다면, 창상상태와는 궁합이 안 맞는 드레싱제라고 판단하고 변경을 해보라는 말이다.

그림 13-2

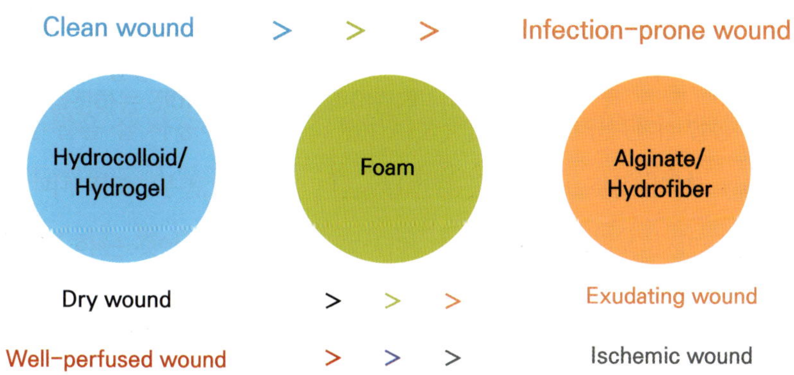

세균부하, 삼출물 관리, 산소투과도에 따른 드레싱제의 선택

요 약

일반창상은 임상적으로 감염을 진단하는 것이 가능하고, 삼출물에 창상치유에 도움이 되는 성분들이 많다. 감염의 경우는 우선적으로 감염치료를 하게 되므로, 깨끗한 창상에서의 드레싱제 선택의 초점은 삼출물 정도에 따라 어떤 적절한 습윤드레싱제를 선택하느냐이다. 그러나 당뇨발의 경우는 감염증상이나 징후가 나타나지 않는 감염이 많고, 삼출물이 창상치유를 방해하는 경우가 흔하므로 습윤드레싱제 사용이 위험할 수 있다. 또한 산소투과를 저해하기도 한다. 드레싱제 선택의 초점을 습윤환경 유지보다는 삼출물 제거와 산소투과도에 두는 것이 안전하다고 생각한다.

Chapter 14

혈류검사가 양호한데 왜 괴사될까?

▶ 혈관도플러, ABI, CT혈관조영술 등의 혈류검사 결과가 양호하고, 감염이나 외상 또는 독성물질 등에 의한 화학적 손상이 없는데도 불구하고 조직이 괴사되거나 창상치유가 지연되는 경우가 있는데 숨은 이유는?

1 산소중요성

조직괴사란 조직에 산소와 영양분 공급이 부족해서 세포가 에너지를 만들지 못하고 사멸하게 되는 것이다. 산소는 세포 에너지(ATP) 생성을 위한 핵심 요소이므로 우리 몸에서 산소의 중요성은 아무리 강조해도 지나치지 않는다. 특히 섬유아세포(fibroblast), 각질세포(keratinocyte), 혈관내피세포(endothelial cell) 등 창상치유에 관여하는 세포들의 경우, 몸에 창상이 생기면 이를 재건하기 위해 세포증식, 이동, 창상치유 과정의 핵심 단백질인 콜라겐 등의 기질을 합성해야 하므로 평소보다 활동량이 많아지게 되고 더 많은 충분한 ATP가 필요하다. 재생된 조직 부위로 영양과 산소를 공급하기 위한 통로인 혈관을 신생(angiogenesis)하는데도 산소가 필요하다. 또한 호중구와 대식세포 등 면역세포의 기능 및 감염 방어에도 중요하다. 산소를 이용해 ROS (reactive oxygen species)를 생성하며, 이를 통해 세균을 죽이기 때문이다. 산소가 부족하면 면역세포 기능이 저하되어 감염에 취약해질 수밖에 없다. 따라서 창상주변에 충분한 산소를 공급하는 것이 창상치유 촉진 및 감염예방의 핵심요소다.

2 혈류와 조직산소화

조직산소화(tissue oxygenation)는 혈관내의 혈액을 통해 이루어진다. 두 가지 경로가 있는데 혈액 내의 적혈구가 운반하는 산소(헤모글로빈 결합 산소)가 주된 산소 운반 경로이다. 정상 상태에서 조직에 전달되는 산소의 약 98% 이상이 헤모글로빈에 결합된 형태이다. 다른 하나는 혈장에 녹아 있는 용존산소(dissolved O_2)로 양은 약 2% 정도로 적지만 확산속도가 빠르다. 또한 모세혈관 이상 등으로 적혈구에 결합된 산소에 의한 조직산소화가 어려운 경우는 이 용존산소의 역할이 상대적으로 커지게 된다. 고압산소치료에서 조직산소분압이 증가하는 이유도 이 용존산소 증가 때문이다. 따라서 창상치유에 있어 적절한 혈액순환은 창상부위에 영양분과 산소를 공급해 창상이 성공적으로 닫힐 수 있도록 해 주는 필수적 요소이다.

당뇨발 환자에게 혈류검사를 하는 이유는 당뇨환자는 하지의 혈관합병증이 비당뇨인에 비해 약 40배의 유병률을 갖기 때문이다. 혈관합병증으로 인해 조직산소화가 떨어지는 경우가 많다는 것이다. 따라서 혈액순환의 정도를 측정함으로써 피부로 전달되는 산소나 영양분의 양이 창상치유에 충분한지 추측하기 위함이다. VIPS(제6장)의 첫 번째인 V인 것이다. 하지로의 혈액공급이 원활하다면 창상부위로의 산소공급도 충분한 것으로 판단될 수 있으므로 혈관조영술이나 도플러 검사 등으로 하지의 혈액순환을 측정하고 이 결과를 토대로 치료방침을 정하려는 것이다. 그런데 여기에는 큰 함정이 있다. 당뇨환자의 경우는 혈관내의 혈액순환은 만족스럽더라도 혈액에 있는 산소가 창상부위로 전달되지 못하는 경우가 많다는 것이다.

우리 몸에서 산소가 혈액에서 조직으로 전달되는 산소교환은 거의 전적으로 모세혈관에서 일어난다. 동맥과 정맥은 혈관벽이 두껍고 탄성섬유와 평활근이 많아 산소나 이산화탄소 같은 작은 기체 분자가 확산되기 어렵다. 반면, 모세혈관의 벽은 한 층의 내피세포로만 되어 있어 매우 얇고, 물질이 확산되기에 이상적인 구조다. 또 모세혈관에서는 혈류속도가 가장 느려서 산소가 적혈구에서 조직으로 확산되기에 충분한 시간이 주어진다. 모세혈관망은 전체 혈관 중 가장 넓은 표면적을 가지고 있어, 산소교환을 효율적으로 할 수 있다. 세동맥 말단이나 세정맥 초입부에서도 약간의 산소확산이 가능하다고 보고된 바 있으나, 실질적인 산소교환의 대부분(거의 98% 이상)은 모세혈관에서 이루어진다.

3 당뇨발의 조직산소화

앞서 설명한 대로 일반적으로는 하지로의 혈액공급이 원활하다면 창상부위로의 산소공급도 충분한 것으로 판단한다. 그런데 당뇨발 환자에서는 큰 혈관 수준에서의 혈류상태는 양호해도 모세혈관 수준에서의 이상 등으로 조직산소화가 결핍될 수 있다. 이유는 크게 네 가지로 요약할 수 있다.

1) 모세혈관 기저막 비후

당뇨환자의 모세혈관은 정상인과 비교했을 때 혈관의 밀도(skin-capillary density)는 거의 비슷하지만, 기저막(basement membrane)의 두께가 증가하기 때문에 산소나 영양분들이 모세혈관벽을 통과하여 조직까지 이동하기가 어렵게 된다. 이렇게 되면 조직으로 전달되어야 할 산소나 영양분의 절대량이 부족하게 되어 조직이 괴사된다(그림 14-1).

2) 적혈구의 혈액학적인 변화

고혈당으로 인해 적혈구 표면의 스펙트린(spectrin)에 비효소적 당화(nonenzymatic glycosylation)가 일어나며, 이로 인해 적혈구의 응집이 증가하고 적혈구 표면이 딱딱해진다. 정상적인 적혈구는 모세혈관과 같이 작은 내경의 혈관을 통과할 때, 그 모양을 납작하게 변화시켜 통과하게 되지만, 적혈구 표면이 딱딱해지면서 모세혈관을 통과하지 못하게 되거나 혈관 내피세포에 손상을 주게 된다(그림 14-2).

3) 동정맥루 발생

당뇨환자의 신경병증이 동정맥루를 조장하여 모세혈관을 통한 미세순환 또는 조직의 산소화에 장애를 일으킨다. 교감신경은 평소에 동정맥루 혈관의 괄약근(sphincter)을 수축시켜 긴장상태를 유지하는 역할을 하지만, 당뇨환자는 신경병증으로 인하여 교감신경의 탈신경화가 초래되므로 동정맥루가 열리게 된다. 이로 인하여 혈류가 모세혈관에 도달하지 못하고

그림 14-1

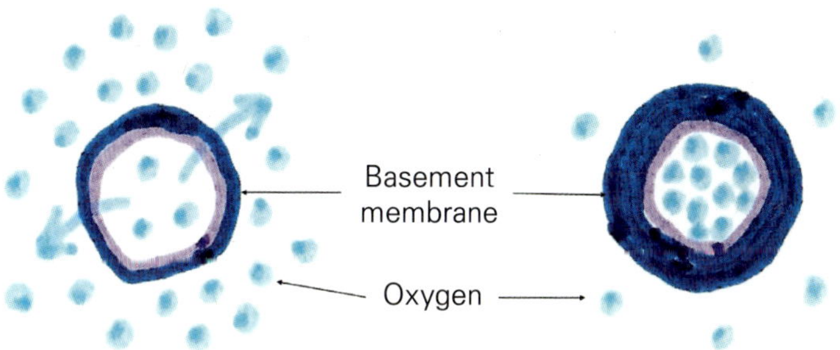

모세혈관을 통한 산소확산

(좌) 일반적인 모세혈관. **(우)** 당뇨환자의 모세혈관. 기저막 비후로 조직으로의 산소확산이 어렵다.

그림 14-2

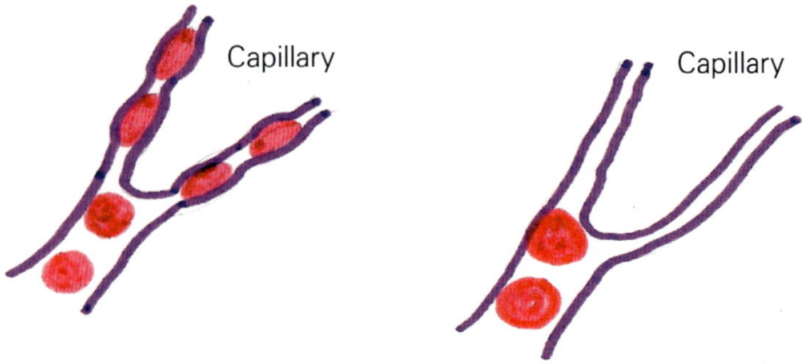

모세혈관을 통과하는 적혈구

직경이 작은 모세혈관 내를 통과하기 위해서는 적혈구의 모양이 납작하게 변해야 한다. **(좌)** 일반적인 적혈구. **(우)** 당뇨환자의 적혈구. 유연성이 떨어져 모세혈관을 통과하지 못한다.

우회하게 된다. 따라서 피부로는 상대적으로 적은 양의 혈류만이 이동하게 되고 산소와 영양분의 교환이 어렵게 된다(그림 14-3).

4) 림프계 이상

림프계도 조직산소화에 영향을 준다. 비록 림프계는 산소나 영양소를 공급하는 시스템은 아니지만, 조직산소화의 효율성과 균형을 유지하는 데 매우 중요한 역할을 한다. 그런데 당뇨환자에서는 고혈당, 신경병증, 감염, 혈관손상 등 다양한 요인이 복합적으로 작용하여 림프계에도 이상이 발생한다. 혈액이 모세혈관에서 빠져나와 세포로 산소를 공급한 뒤 남은 여액은 림프계를 통해 회수돼야 하는데, 림프순환이 저하되면 조직 간질액(interstitial fluid)이 축적되어 부종이 발생하고 산소가 세포까지 도달하는 거리가 길어져서 모세혈관으로부터의 산소확산이 저해된다. 즉, 림프순환 저하는 산소교환의 효율을 떨어뜨려 조직산소화를 간접적으로 방해한다.

이상의 네 가지 이유로 혈류는 양호한데 조직산소화는 저하되는 경우가 발생하는 것이다. 반대도 있다. 즉 혈관내 혈류는 나쁘더라도, 조직 수준에서는 충분한 산소화가 유지될 수도 있다. 장기간에 걸쳐 천천히 진행된 혈관의 협착이나 폐색에서는 주변 혈관들이 점차 확장되어 측부혈류(collateral flow)를 형성하기 때문이다.

많은 의료진들이 여러 이유로 조직산소화를 혈관검사만으로 판단하게 된다. 그러나 앞서 언급된 이유들 때문에 당뇨발 환자에서는 혈관검사만으로는 조직산소화를 정확히 예측하기 어렵다. 혈관도플러, ABI, CT혈관조영술 등의 혈류검사 결과가 양호하더라도, 조직산소화가 결핍되면 조직이

그림 14-3

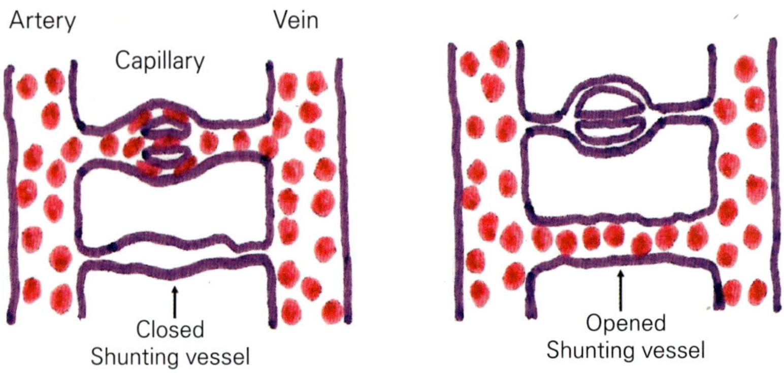

(좌) Shunting vessel은 평소 닫혀 있다. **(우)** 당뇨발 신경병증으로 세동맥과 세정맥 사이의 shunt가 열린 상태.

괴사되거나 창상치유가 지연되게 된다. 경피산소분압(transcutaneous oxygen pressure, $TcPO_2$) 등으로 혈액의 산소가 혈관을 빠져나와 실제 창상이 있는 피부조직으로 전달되는 산소의 양을 동시에 측정해야 정확한 진단을 내릴 수 있다.

요 약

조직산소화는 창상치유의 필수적 요소이다. 일반적으로 조직산소화는 혈관검사로 예측할 수 있다. 그러나 당뇨발에서는 큰 혈관이든, 미세혈관이든 간에 혈관내의 혈류와 실제 조직산소화가 일치하지 않는 경우가 있기 때문에, 정확한 조직산소화 정도는 혈액의 산소가 혈관을 빠져나와 실제 창상이 있는 조직으로 전달되는 산소의 양을 측정해야 한다.

Chapter 15

경피산소분압, 꼭 측정해야 하나?

▶ VIPS의 첫째에 해당하듯이 당뇨발에서 혈액순환을 확인하는 것은 필수이다. 그런데 여러 혈류검사 중 경피산소분압을 꼭 측정해야 하는지?

1 조직산소화

앞 장(제14장)에서 설명했듯이 창상치유 목적으로 당뇨발 환자에게 혈류검사를 하는 이유는 하지의 혈액순환 자체를 알기 위한 것이 아니다. 창상치유에 필수적인 조직산소화(tissue oxygenation)의 정도를 알아내기 위한 수단일 뿐이다. 혈액순환의 정도를 측정함으로써 창상으로 전달되는 산소나 영양분의 양이 창상치유에 충분한지 추측하기 위함이다. 조직산소화 정도는 창상이 현재 상태에서 치유 가능할지 혹은 불가능할지 예측하는 필수적인 요소다. 또한 산소뿐만 아니라 이산화탄소 교환, 영양분이나 항생제 확산 등의 정도도 예측할 수 있는 중요한 지표이다. 사실 조직산소화가 결핍된 상황이라면 항생제 치료를 포함해서 이어지는 다른 치료들이 큰 의미가 없다고도 할 수 있다.

따라서 조직산소화 측정은 향후 치료방침을 정하는 데 가장 우선돼야 할 작업이다. 그런데 산소는 혈관을 통해 조직으로 전달된다. 따라서 하지로의 혈액공급이 원활하다면 창상부위로의 산소공급도 충분한 것으로 판단될 수 있으므로 ankle brachial index (ABI), 혈관조영술, 도플러 검사 등으로 하지의 혈액순환을 측정하고 이 결과를 토대로 치료방침을 정하려는 것이다. 즉 이들은 조직산소화 측정의 간접적인 방법들이다. 그런데 앞 장에서도 설명했듯이 여기에는 큰 함정이 있다. 당뇨환자의 경우는 혈관내의 혈액순환은 만족스럽더라도 혈액에 있는 산소가 창상부위로 전달되지 못하는 경우가 많다는 것이다(그림 15-1).

산소가 혈액에서 조직으로 전달되는 산소교환은 큰 혈관이 아닌 모세혈관에서 일어나는데 모세혈관의 기저막 비후, 적혈구의 혈액학적인 변화, 동정맥루 발생, 림프계 이상 등으로 인해 큰 혈관의 혈류는 좋은데 조직산소화는 심각히 저하될 수 있다는 것이다. 반대의 경우도 있을 수 있다. 따라서 당뇨발의 치유여부 또는 절단여부 등을 결정하는 데 있어서는 조직산소화를 확실히 반영할 수 있는 경피산소분압(transcutaneous oxygen pressure, $TcPO_2$) 등으로 혈액의 산소가 혈관을 빠져나와 실제 창상이 있는 피부로 전달되는 산소의 양을 직접 측정해야 정확한 진단을 내릴 수 있다(그림 15-2).

그림 15-1

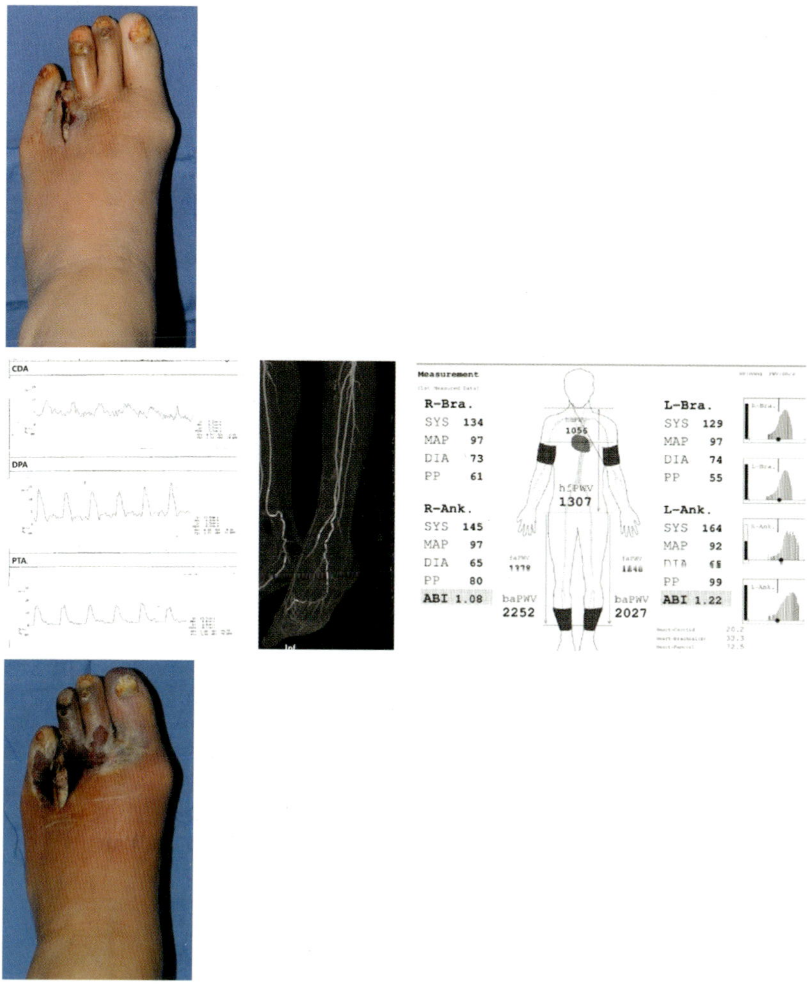

타 병원에서 전원된 환자분이다. **(상, 중)** 혈관 도플러, CT혈관조영술, ABI 등의 혈류검사 결과가 양호하였고, 타 병원에서도 혈관상태는 좋다고 얘기 들었다고 하여, 환자가 경피산소분압 검사는 동의하지 않았다. **(하)** 일주일 후 창상주위에 괴사가 진행되었다. 문제의 심각성을 인식하고 이때야 경피산소분압을 측정, 창상치유가 불가능한 상태(12mmHg였다)임을 알 수 있었다.

그림 15-2

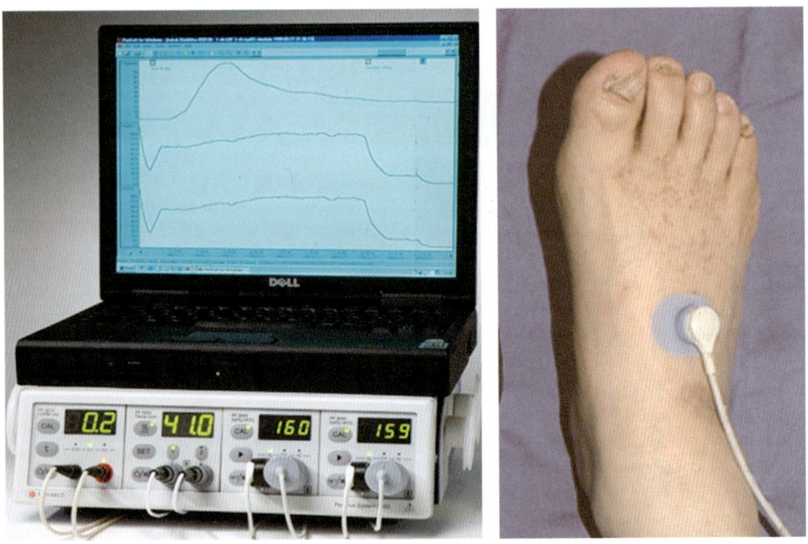

경피산소분압 측정

2 혈류검사로 경피산소분압을 대체할 수 있는지?

실제 저자의 연구팀도 당뇨발 치료에 있어서 흔히 이용되는 혈류 평가방법인 도플러나 CT혈관조영술이 당뇨발의 조직산소화를 반영하여 창상치유 가능성의 예측을 위한 지표로 사용할 수 있는지를 연구한 바 있다. 당뇨발 환자들을 대상으로 도플러, CT혈관조영술, 경피산소분압을 측정하여 상관관계를 조사하였다. 여기서 자세한 방법은 생략하고, 결과만을 얘기하면 실제 도플러와 CT혈관조영술 결과는 경피산소분압과는 통계학적으로 연관이 없는 것으로 나타났다. 단, 구태여 비교하자면 도플러가 CT혈관조영술보다는 경피산소분압 결과를 더 잘 반영하는 것으로 조사됐다. 도플러는 완벽하지는 않지만 조직산소화를 평가함에 있어서 불가피한 경우에 대신하여 시행될 수 있는 검사지만 CT혈관조영술은 경피산소분압을 대신하지는 못한다.

또 한 가지 경피산소분압을 측정해야 하는 중요한 이유는 같은 환자의 당뇨발이라도 창상위치에 따라 치유가능성이 다를 수 있는데, 혈류검사는 이를 반영하지 못한다는 것이다. 예를 들어 창상이 환자의 발목에 있을 때와 발가락에 있을 때는 각각 창상치유가능성이 다르다. 경피산소분압은 위치에 따라 측정치가 다르게 나오지만 ABI, 혈관조영술, 도플러 검사 등은 위치에 상관없이 같게 나오므로 창상치유 가능성을 예측하는 데는 적합하지 않다는 것이다(그림 15-3).

큰 혈관 측정의 문제점을 보완하기 위해 미세혈관이나 모세혈관 수준에서 측정하는 방법들도 있다. 피부관류압(skin perfusion pressure, SPP), 레이저도플러, 피부온도 열영상(thermography), 피부모세혈관 현미경

그림 15-3

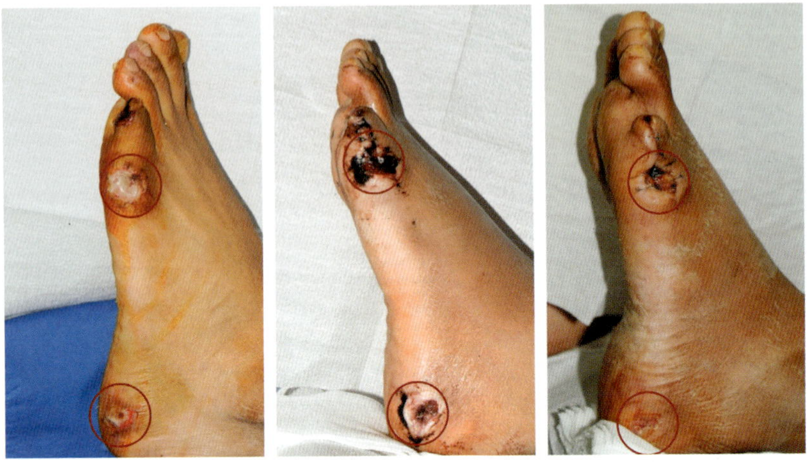

경피산소분압에 따른 창상치유 차이

같은 환자라도 창상위치에 따라 경피산소분압이 다르므로, 창상치유 속도나 치유 가능성이 다르게 평가된다. **(좌)** 치료 전 원위부와 근위부의 창상. 경피산소분압은 각각 20 mmHg와 37mmHg였다. **(중)** Surgical debridement 후. 창상 크기는 비슷하다. **(우)** 경피산소분압이 높았던 근위부 창상은 치유가 끝난 반면, 낮았던 원위부 창상은 아직 치유되지 않았다.

(capillaroscopy) 등의 방법이 있다. 미세혈관이나 모세혈관 수준의 혈류를 반영하므로, 동맥 혈류보다 실제 창상 부위의 치유 가능성과 더 연관이 있다. 특히 피부관류압은 일부 문헌에서는 조직산소화의 대리 지표로 간주하기도 한다. 하지만 본질적으로는 이들도 조직 내 산소압력이나 대사상태를 측정하는 것이 아니므로, 조직산소화 자체가 아니라 혈류측정법이다. 조직산소화는 혈류 그 자체가 아니라 산소 및 영양소가 세포 수준까지 얼마나 잘 도달하는가를 평가하는 개념이며, 경피산소분압은 그 점에서 유일하게 비침습적으로 실질적 조직산소화를 반영할 수 있는 임상적 방법이다.

3 경피산소분압 측정 시 주의사항

경피산소분압 측정은 당뇨발에서 비침습적으로 조직산소화를 평가하는 매우 신뢰할 수 있는 검사이나 우리나라의 경우 아직 이에 대한 중요성이 간과되고 있는 것 같다. 물론 예전에 비해 장비를 갖춘 병원이 많아지긴 했지만 측정방법이 까다롭고 수가가 현실성이 없이 너무 낮아 활발히 사용되지는 않는 것 같다. 'System thinking'의 세계적 권위자인 MIT 대학의 Peter Senge 교수의 글이 생각난다. "사람의 행동을 결정하는 것은 사회의 정책이다"라고 했다. 우리나라 의료진들이 열정이 모자라서, 혹은 실력이 없어서, 아니면 병원 수준이 떨어져서 경피산소분압 측정을 안 한다고 생각하지 않는다. 측정할수록 손해를 보는 이런 의료정책 때문이 아닐까? 따라서 아직까지도 당뇨발 환자를 진료하는 국내 의료진들 중 상당수가 창상치유 가능성에 대하여 평가할 때 혈류를 평가하는 방법에 의존하고 있고, 경피산소분압 측정에 대한 경험이 없는 분들이 많을 것 같아 간단하게 원리를 소개하고자 한다.

경피산소분압은 피부 모세혈관내의 산소가 밖으로 확산되는 원리를 이용한다. 산소는 일부만 조직에서 이용되고 나머지는 피부에 산소압을 형성한다. 측정은 창상 옆 피부에 탐침(probe)을 붙여서 한다. 이때 10분에서 15분 정도에 걸쳐 서서히 측정부위의 온도를 43~44℃로 만들어준다. 피부의 모공을 열어 조직의 산소들이 충분히 피부로 빠져나와야 정확한 조직 내의 산소압 측정이 가능하기 때문이다. 피부의 모공을 통해 나오는 산소를 측정하는 원리이므로 측정 전 피부 각질을 제거하는 등 피부를 깨끗이 해야 한다. 당뇨발 환자들은 오랫동안 발을 씻지 않은 경우가 많아 측정 시 깨끗이 씻어야 한다. 모공이 막혀 있으면 실제보다 낮게 측정되기 때문이다. 측정부위에 부종이 있어도 산소확산을 방해하기 때문에 부종이 빠진 후 측정하는 것이 좋다. 보통 발을 씻고 준비하는 시간 포함하여 약 40분 정도 소요된다.

경피산소분압은 현재까지 당뇨발 환자의 창상치유 가능성을 예측할 수 있는 가장 정확한 방법이지만, 저자의 경험상 발을 깨끗이 씻었는데도 불구하고 측정부위 피부 모공이 이물질로 막힘으로써 측정되는 산소량이 실제 조직 내의 산소량에 비해 적게 나타나는 경우가 있다. 따라서 경피산소분압은 높게 나온 경우가 확실한 임상적 의미가 있다고 할 수 있다. 혈관의 석회화로 인해 실제보다 높게 측정될 수 있는 ABI와는 반대되는 개념이다. 저자의 경우 이를 보완하기 위해 경피산소분압과 toe brachial index (TBI)를 함께 측정한다. TBI는 혈관 석회화가 적기 때문에 ABI보다 신뢰도가 높기 때문이다. 경피산소분압이 낮게 나왔는데 TBI도 낮으면 신뢰도가 높지만, TBI가 높으면 임상적으로 직관적 판단이 필요하다. 또한 측정자가 미숙하거나 측정방법에 대한 정확한 이해가 부족하여 제대로 경피산소분압을 측정하지 못하는 경우도 있어 이런 경우는 결과 해석에 주의를 요한다.

4 경피산소분압의 기준치

그럼 실제 창상치유가 가능한 경피산소분압은 얼마가 돼야 할까? 문헌마다 차이는 있으나 일반적으로 20mmHg 이하는 불가능, 20~30mmHg는 창상치유 지연, 30mmHg 이상은 양호로 알려져 있다. 건강한 사람의 경우는 약 70~80mmHg 이상으로 측정된다.

창상이 없는 경우는 20mmHg 이하의 경피산소분압으로도 괴사되지 않고 생존할 수 있다. 그러나 일단 창상이 생기면 주위 세포들의 활동이 늘어나서 평소보다 훨씬 더 많은 에너지가 필요하기 때문에 산소수요도 급격히 증가하게 된다. 따라서 20mmHg 이하의 산소로는 창상치유가 불가능해지는 것이다. 예를 들어 보자. 창상에서 약간 떨어진 곳에 있던 멀쩡하던 피부가 surgical debridement로 결손부위가 넓어지면서 창상인접 피부로 바뀌면 괴사되는 경우가 있다. Debridement 전에는 창상에서 멀리 떨어져 있어서 평소 세포 자신의 생존에 필요한 정도의 적은 양의 산소만으로도 살 수 있었지만, debridement 후 갑자기 창상치유를 담당해야 할 피부로 바뀌면서 필요한 산소의 양이 증가했기 때문이다. 즉 공급받는 산소가 늘어난 활동량을 감당하지 못하는 경우이다(그림 15-4). 우리 사람을 예로 들면 평소 생존하는 것만을 목표로 자리에 누워 숨만 쉬면서 지내려면 미음만 먹어도 가능하지만, 갑자기 공사현장에 나가 힘든 육체적 작업을 해야 한다면 미음만으로는 힘든 것과 같은 이치이다.

그림 15-4

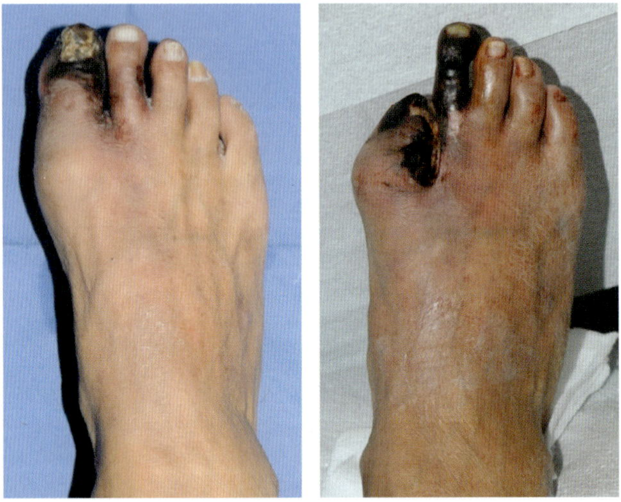

(좌) Surgical debridement 전 멀쩡하던 둘째 발가락이 (우) 첫째 발가락의 괴사조직 제거 후 괴사되었다. 둘째 발가락의 조직산소화가 늘어난 산소요구량을 견디지 못한 것이다.

요 약

미세혈관이나 모세혈관 수준의 혈류를 반영하기 위해 피부관류압, 레이저도플러, 피부온도 열영상, 피부모세혈관 현미경 등의 방법을 사용하기도 한다. 이들은 동맥 혈류보다는 실제 창상 부위의 치유 가능성과 더 연관이 있다. 그러나 본질적으로는 이들도 조직산소화 자체가 아니라 혈류측정법이다. 조직산소화는 혈류 그 자체가 아니라 산소 및 영양소가 세포 수준까지 얼마나 잘 도달하는가를 평가하는 개념이며, 경피산소분압은 그 점에서 유일하게 비침습적으로 실질적 조직산소화를 반영할 수 있는 임상적 방법이다.

Chapter 16

조직산소화, 경피산소분압 말고 다른 방법은?

▶ 경피산소분압(TcPO_2) 장비가 없는데 대안으로 사용할 수 있는 다른 방법은 없는지?

앞서 제15장에서 언급했듯이, 경피산소분압은 조직산소화를 정량적으로 측정하는 사실상 유일한 방법이다. 당뇨발에서 조직산소화를 평가하고 창상치유 가능성을 예측하는 데 가장 신뢰할 수 있는 지표로 인식되고 있지만, 임상적용에는 몇 가지 실질적인 어려움이 있다. 경피산소분압 측정은 특수 장비와 숙련된 인력이 필요하고, 측정방법이 번거로울 수 있다. 피부의 모공을 통한 산소확산을 평가하기 때문에 정확한 측정값을 얻기 위해서는 몇 가지 준비가 필수적이다. 모공 막힘을 방지하기 위해 피부 각질과 이물질을 철저히 제거하고, 모공이 충분히 열리도록 피부온도를 높여야 한다. 또한, 장비 가격이 비싸고 소모품 비용도 상당하다. 평형화 시간도 필요하기 때문에 측정과정이 40분 정도 걸리며, 정확한 측정을 위해서는 숙련된 전문가가 필요하다.

1 피부 수분도와 창상치유

저자의 경험에 따르면 경피산소분압 수치가 낮은 당뇨발 환자의 피부는 매우 건조하고 거칠며 윤기가 나고 각질이 벗겨져 있었다. 따라서 당뇨발 환자에서 경피산소분압이 피부 수분유지에 중요한 역할을 한다는 가설을 세우고, 이전에 다루지 않았던 이 중요한 문제에 초점을 맞춘 세 가지 임상연구를 수행한 바 있다. 이 장에서는 이 연구를 소개하여 피부 수분도 측정의 중요성을 제시하려고 한다.

1) 신경병증 및 경피산소분압이 피부 수분도에 미치는 영향

전통적인 개념에 따르면 신경기능이 피부 수분을 유지하는 원동력으로 여겨져 왔다. 신경유형(운동신경, 감각신경, 자율신경) 중 자율신경, 특히 교감신경 손상으로 인한 말초신경병증은 땀샘 위축 및 발한 감소를 초래하는 것으로 알려져 있다. 그러나 피부 수분공급이 신경기능에 의해 영향을 받는다는 것을 시사하는 증거는 충분하지 않다. 따라서 저자 연구팀은 전통적인 개념이 맞는지를 확인하고, 저자 경험의 근거도 확보하기 위해 말초신경계와 경피산소분압이 피부 수분도에 미치는 영향을 비교한 바 있다. 결과가 흥미로워 독자들에게 소개하고자 한다.

피부 수분도는 발등에서 수분계측기를 사용하여 측정하였다(그림 16-1). 분석결과 피부 수분도와 경피산소분압 사이에는 유의한 상관관계가 있었다. 그러나 알려진 것과는 달리 피부 수분도와 말초신경기능 사이에는 유의한 상관관계가 없었다. 결론적으로, 당뇨발에서 경피산소분압은 피부 수분도와 밀접한 관련이 있다는 것을 알 수 있었다.

그림 16-1

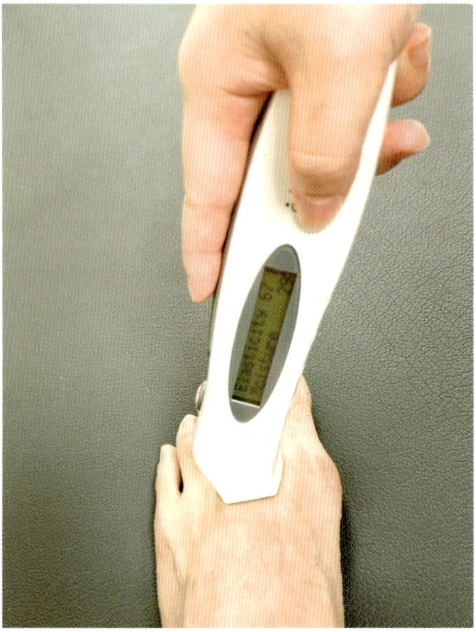

수분계측기를 이용한 피부 수분도 측정

2) 당뇨발에서 피부 수분도와 창상치유의 관련성

앞선 연구 결과 당뇨발에서 피부 수분도가 경피산소분압과 밀접한 관련이 있다는 것을 확인하였다. 따라서 경피산소분압이 창상치유에 중대한 영향을 미치는 요소라는 것을 고려할 때, 피부 수분도도 창상치유에 영향을 주는지에 대한 연구를 진행하였다. 창상치유 잠재력을 예측하는 데 가장 신뢰할 수 있는 지표로 알려진 경피산소분압과 그 효과를 비교하였다.

피부 수분도와 경피산소분압, 그리고 치유결과(절단 없이 치유된 군, 소절단군, 대절단군)를 비교 분석했다. 피부 수분도와 경피산소분압은 모두 창상치유 결과와 유의미한 선형 경향을 보였다. 특이한 점은 피부 수분도는 경피산소분압보다 창상치유 결과와 더 강한 상관관계를 보였다는 점이다. 이 연구들만으로 단언하기는 어렵지만 피부 수분도가 경피산소분압을 대체해서 창상치유 가능성을 예측할 수 있는 지표로 사용될 수 있는 것은 물론이고, 오히려 피부 수분도가 경피산소분압보다 더 강력한 지표일 가능성이 있다는 것이다.

단, 피부 수분도나 경피산소분압은 혈관개통술 등을 통해 혈류의 변화(개선)가 있을 경우, 그 수치도 변하게 된다. 본 저자 연구팀의 추가연구결과 경피산소분압은 이 변화를 거의 즉시 반영할 수 있지만 피부 수분도는 그렇지 못하다. 따라서 혈관개통술 등으로 혈류가 개선됐을 경우 1개월 이내에는 피부 수분도로 창상치유 가능성을 예측하기는 어렵다.

3) 당뇨발 치유 예측을 위한 피부 수분도 기준치

창상치유 가능성을 예측할 수 있는 경피산소분압의 기준치는 약 30mmHg로 알려져 있다. 이 수치를 고려하여 치료계획 등을 정하게 된다.

그럼 피부 수분도를 창상치유 지표로 사용한다면 그 기준치는 얼마로 할 수 있을까? 이를 위한 후속연구를 수행했다.

이 연구에 포함된 환자들의 평균 피부 수분도는 22.4AU였는데, 피부 수분도는 창상치유 결과와 유의한 상관관계를 보였다. 치유군과 절단군의 평균 피부 수분도는 각각 25.0AU와 17.5AU로 큰 차이를 보였다. 이 장에서 통계적 방법을 자세히 언급하진 않겠지만 여러 통계분석을 통해 과학적으로 얻어진 피부 수분도 기준치는 21AU이다. 이 기준치보다는 높아야 절단하지 않고 창상치유를 기대해 볼 수 있다는 의미이다(그림 16-2).

2 피부 수분도 측정

앞선 세 개의 연구 결과, 결론적으로 피부 수분도는 당뇨발 환자의 창상치유 가능성을 예측하는 지표로 사용될 수 있다. 특히, 혈관개통술을 시행하지 않은 경우는 피부 수분도가 경피산소분압보다 창상치유 결과를 예측하는 데 더 유용할 수도 있다. 경피산소분압 측정은 번거롭고, 값비싼 장비와 숙련된 인력이 필요하다. 반면 피부 수분도는 수분계측기를 이용하여 간단히 측정할 수 있다. 수분계측기는 수십만 원이면 구입할 수 있고, 특별히 교육받은 인력이 필요하지도 않다. 따라서 경피산소분압처럼 아직 확실히 인정받고 있지는 못하지만, 경피산소분압 장비를 사용할 수 없는 경우 이를 대체할 수 있는 방법이 될 수 있다고 생각한다.

절단과 같은 불량한 예후가 예상되는 경우 조기 진단은 필수적이다. 경피산소분압 장비가 없다고 혈류검사 결과만으로 치료방향성을 잡는 것보

그림 16-2

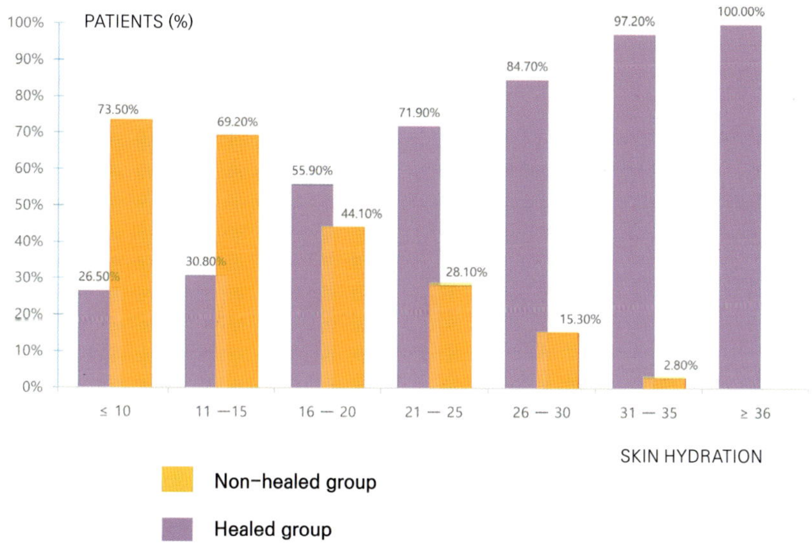

피부 수분도에 따른 창상치유 차이

다는 피부 수분도를 측정하여 보조적인 방법으로 사용하는 것이 충분한 가치를 가질 수 있다고 생각한다.

피부 수분함량 측정은 간단한 방법이긴 하나 몇 가지 표준화가 필요하다. 피부 수분함량은 해부학적 부위에 따라 차이가 크다. 이마와 손은 수분함량이 높고, 복부, 허벅지, 종아리는 수분함량이 낮다. 발은 더 낮다. 이 장에서 제시한 수치는 발등에서 특정한 값이다. 환경도 피부 수분함량에 영향을 줄 수 있는 변수이다. 실내 습도는 40~60%로 유지하고, 땀 생성을 최소화할 수 있을 만큼 낮은 온도로 하고, 측정 전 피험자의 발도 건조시켜야 한다. 동일한 기기를 사용하여 동일 부위에서 세 번 측정하는 것이 좋다.

요 약

당뇨발 환자의 피부 수분도는 경피산소분압과 밀접한 관련이 있고, 실제 창상치유 가능성을 예측하는 데 경피산소분압보다 더 유용할 수도 있다. 따라서 경피산소분압 측정이 어려운 경우, 당뇨발의 창상치유 가능성을 예측하는 지표로 사용될 수 있다고 판단된다. 당뇨발에서 창상치유에 필요한 최소 피부 수분함량은 21AU로 설정할 수 있다. 그러나 혈관개통술을 했을 경우는 시술 후 약 1개월 정도는 예측성이 떨어진다.

Chapter 17

조직산소화, 어떻게 높일까?

▶ 당뇨발에서 조직산소화를 높이기 위해 임상적으로 사용할 수 있는 치료법에는 무엇이 있는지?

충분한 조직산소화는 창상치유에 있어 가장 필수적이고 중요한 요소다. 그런데 당뇨발 환자들은 조직산소화가 불충분하여 절단으로 마무리되는 경우가 적지 않다. 따라서 조직산소화를 높이는 것은 당뇨발 치료의 핵심 중 하나라 할 수 있다. 조직산소화를 높이기 위해 전통적으로 사용해 오던 혈관 수술이나 시술 등의 방법이 있지만 이렇게 침습적인 수술/시술이 어렵거나, 이런 치료 후에도 조직산소화가 충분히 이루어지지 않는 경우가 흔하다. 이 장에서는 침습적인 방법과 비침습적인 방법들을 포함하여 조직산소화를 높이기 위해 임상적으로 사용 가능한 치료법을 소개하고자 한다.

1 혈관개통술

허혈성 당뇨발의 조직산소화를 개선하기 위해서는 일반적으로 혈관우회이식술(bypass graft surgery)과 혈관개통술(percutaneous transluminal angioplasty, PTA)이 가장 우선적으로 고려된다. 혈관우회이식술은 과거 허혈성 당뇨발의 주요 치료법이었다. 그러나 수술적 부담이 크고, 양호한 정맥과 최소 하나의 개통된 동맥이 필요하다는 제한이 있다. 혈관개통술의 등장은 허혈성 당뇨발 치료에서 우회이식술의 대안이 되었다. 전신마취가 필요하지 않고, 이환율이 낮으며, 수술 후 창상문제가 발생하지 않는 등 덜 침습적이다. 또한, 복재정맥을 보존할 수 있어 여러 차례의 수술도 가능하다. 혈관개통술의 결과를 알아보기 위해 저자의 연구팀이 혈관개통술 전과 시술 후 6주 동안 경피산소분압치를 측정한 바 있는데, 혈관개통술 후 측정한 6주 모두에서 경피산소분압이 시술 전보다 눈에 띄게 개선되었다. 최대 조직산소화 수준은 혈관개통술 후 4주째에 측정되었다.

그러나 혈관개통술의 긍정적 효과에도 불구하고 경증이 아닌 중증의 허혈성 당뇨발에서의 효과는 제한적이라고 알려져 왔다. 중증 허혈성 발에서 혈관개통술의 효과를 뒷받침하는 연구증거는 부족한 것이 사실이다. 그러나 처음 혈관개통술이 도입된 30년 전과는 달리, 최근에는 기술과 기구, 장비의 비약적 발전으로 허혈성 당뇨발 치료를 위한 적응증이 획기적으로 늘어나고 있다. 저자의 '당뇨창상센터'에서도 거의 모든 환자들을 일차적으로 혈관개통술로 치료하고 있고, 경험상 중증의 심한 허혈성 발에서도 큰 효과를 보는 경우가 많았다. 이를 입증하기 위해 자료를 분석하여 연구결과를 발표한 바 있다. 혈관개통술에 의한 경피산소분압의 증가는 '중증' 허혈군에서 가장 눈에 띄고 극적이었다. 시술전 평균 7.5mmHg에서 혈관개통술 6주 후 40.3mmHg로 5.4배 증가했다.

혈관개통술과 관련하여 저자가 흔히 듣는 질문이 있다. 경피산소분압은 모세혈관 수준에서의 산소확산과 관련 있고, 혈류와 경피산소분압은 큰 연관성이 없다(제14, 15장)고 했는데, 경피산소분압을 높이기 위해 혈관개통술을 하는 것이 의미가 있느냐는 것이다. 물론 혈관개통술은 큰 혈관 수준에서만 가능하고 미세혈관 수준에서의 시술은 불가능하다. 그러나 이 시술이 비록 미세혈관 이하의 혈류를 직접 개선해 주는 것은 아니지만 근위부의 큰 혈관이 개통되면 혈류가 향상돼서 원위부의 미세혈류에도 큰 도움이 된다. 그리고 미세혈관이나 모세혈관의 혈류가 향상되면 조직산소화는 높아지는 원리이다. 혈류와 조직산소화의 연관성과는 별개로, 같은 환자에서 혈관개통술을 통해 시술 전보다는 조직산소화를 개선시킬 수 있다는 것이다.

그러나 혈관개통술과 관련해서 한 가지 강조하고 싶은 점이 있다. 현재 많은 병원에서 혈관개통술을 시행하는 것으로 알고 있다. 하지만 결과에는 시술자의 차이가 큰 것 같다. 저자의 팀에서 혈관개통술을 시행하는 의료진들은 경험이 많아서 그런지 시술결과가 꽤 만족스럽다. 그런데 타 병원에서 혈관개통술을 이미 시행받고 온 환자들의 경피산소분압을 측정해 보면 기준치 이하여서, 혈관개통술을 다시 시행하여 기준치 이상으로 높였던 예가 사실 적지 않다. 저자의 팀을 자랑하려는 것이 절대 아니다. 혈관개통술을 하는 것이 중요한 것이 아니고 제대로 하는 것이 중요하다는 얘기를 하고 싶다. 혈관개통술은 당뇨발 환자의 하지혈류증진을 위해 가장 효과적인 방법이라고 판단되나 우리 신체의 다른 부위와 달리 하지의 시술은 기술적으로 어려워 경험이 많이 축적된 시술자에 의해 행해져야 만족한 결과를 얻을 수 있는 것 같다(그림 17-1).

2 저레벨 레이저치료

저레벨 레이저치료(low level laser therapy, LLLT) 또는 단색 적외선 에너지(monochromatic infrared energy, MIRE) 치료는 특정한 펄스의 광조사를 통해 세포활동을 조절하는 데 사용할 수 있는 기술이다. 저레벨 레이저치료가 창상치유에 미치는 영향을 확인하기 위해 이전에 여러 연구가 수행되었는데, 다양한 적색, 청색, 황색 및 적외선 파장을 사용하는 저레벨 레이저치료가 창상치유를 가속화한다고 보고되었다. 섬유아세포, 혈관내피세포를 포함한 여러 세포 유형의 세포증식을 촉진하는 것으로도 보고되었다(제25장 참조).

특히 저레벨 레이저치료는 혈액과 혈장 내 산화질소(NO)를 증가시킨다. 산화질소는 강력한 혈관확장제로, 다양한 파장의 에너지에 노출되면 단단히 결합된 헤모글로빈에서 유리될 수 있다. 헤모글로빈은 산소 외에도 산화질소를 전신으로 운반한다. 산화질소는 세동맥을 확장하고 혈류를 촉진하여 조직산소화, 영양소 전달, 대사 노폐물 제거, 그리고 성공적인 창상치유를 촉진하는 것으로 알려져 있다. 뿐만 아니라 산화질소는 강력한 동화작용을 통해 조직재생을 촉진한다(그림 17-2).

그림 17-1

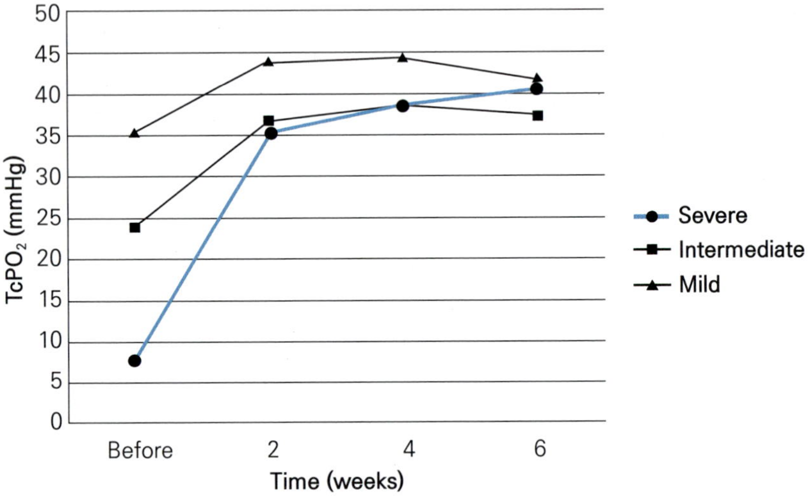

허혈 정도에 따른 혈관개통술 전과 후 경피산소분압의 변화. 전문가에 의해 효과적으로 시행된다면 심한 허혈 당뇨발도 혈관개통술로 조직산소화에 큰 개선을 볼 수 있다.

그림 17-2

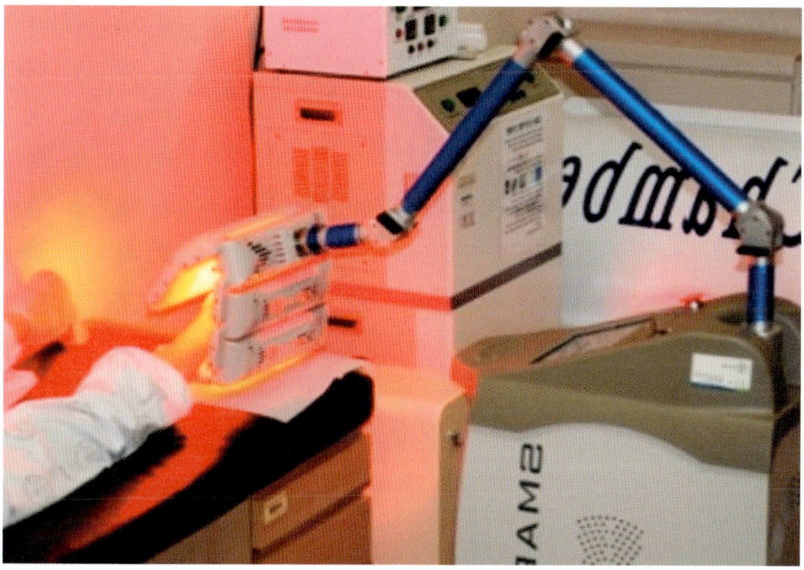

저레벨 레이저치료

3 체외충격파치료

체외충격파치료(extracorporeal shock wave therapy, ESWT)는 30여 년 전 신장결석 치료에 처음 보고되었다. 최근에는 피부 피판 치료 및 당뇨발을 포함한 창상치유에 긍정적인 효과를 보이는 것으로 보고되고 있다. 체외충격파치료가 창상치유를 촉진하는 주요 기전은 혈류증가이다. 동물실험에서 체외충격파치료는 신생혈관 생성을 유도하고, 혈관내피세포 성장인자(vascular endothelial growth factor, VEGF)의 상향조절을 유도하여 혈류 및 조직재생을 개선하는 것으로 나타났다. 또한 각질세포, 섬유아세포, 혈관내피세포 등 창상치유 및 혈관신생과 관련된 세 가지 주요 세포에 체외충격파치료가 형태변형, 유사분열, 그리고 세포이동을 유도함으로써 창상치유 및 혈관신생 과정을 조절한다는 것을 보여주었다. 체외충격파치료는 마취 없이 외래진료로 간단히 진행 가능하다. 그러나 체외충격파치료가 실제 당뇨발 환자의 조직산소화에 미치는 영향을 객관적으로 조사한 연구가 없어, 저자 연구팀은 이에 대한 임상연구를 시행한 바 있다.

제1중족골 부위를 중심으로 직경 30mm로 체외충격파를 적용했다. 각 발에 0.31mJ/mm^{2}의 에너지를 설정하고, 초당 4회 총 1,000회의 자극이 가해졌다. 체외충격파치료는 3주 동안 주 2회, 총 6회 동안 치료당 10분씩 적용됐다. 결과는 체외충격파치료 전 발의 평균 경피산소분압 수치는 41.4mmHg였는데, 치료 후 49.5mmHg로 20% 증가했다(그림 17-3).

그림 17-3

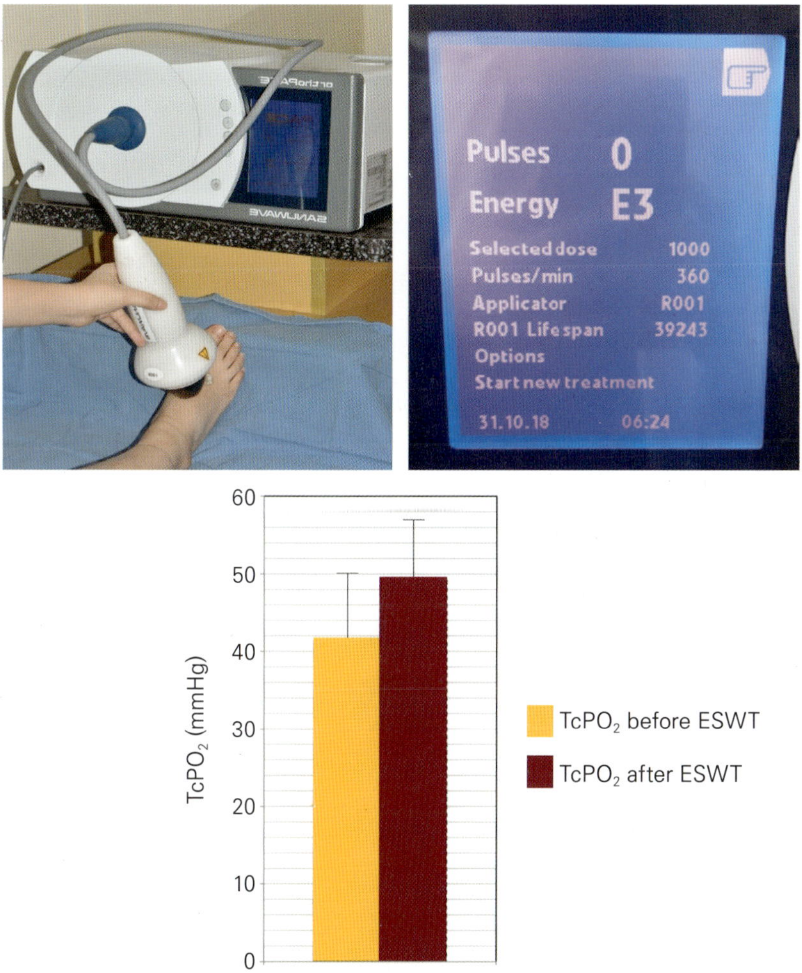

체외충격파치료와 그 효과

4 지방기질세포 주입

골수 유래 중간엽 줄기세포 주입이 하지 허혈에서 미세순환을 개선하는 데 큰 도움이 된다는 연구들이 있다. 그러나 침습적인 채취과정 등 여러 제한점이 있어 이 세포를 임상적으로 사용하는 것은 쉽지 않다. 최근 지방기질세포(adipose-derived stromal vascular fraction cell, SVF cell)가 중간엽 줄기세포의 공급원 중 하나로 입증되었다. 세포배양 없이 대량으로 얻을 수 있는 SVF 세포는 혈관신생을 촉진하는 것으로 알려진 줄기세포와 내피세포를 포함한 다양한 세포집단을 포함하고 있다. VEGF, HGF, angiopoietin-1, interleukin-8, PDGF, IGF와 같은 다양한 성장인자를 분비하여 새로운 혈관형성을 자극한다.

저자의 연구팀도 혈관개통술에도 불구 창상치유에 충분할 정도의 조직 산소화가 이루어지지 않은 허혈성 당뇨발에 SVF 세포를 주입하여 개선효과를 보고한 바 있다. 흡입된 지방조직의 양은 30~46mL였다. 주입된 SVF 세포의 총량은 평균 3.6×10^7개였고, 최종농도는 9.6×10^5개/mL였다. 분리된 SVF 세포의 세포생존율은 89%였다. 환자의 SVF 세포현탁액을 창상주변 6~10개 지점의 피하층에 주입했다. 주입에 사용된 SVF 세포현탁액의 용량은 주사당 약 0.3mL, 총 1.8~2.7mL였다. 결과는 SVF 세포 주입 전 평균 경피산소분압 평균값은 31.3mmHg였는데, 세포 주입 후 4주, 8주, 12주 후에는 각각 47.0mmHg, 43.7mmHg, 46.4mmHg로 증가했다(그림 17-4).

그림 17-4

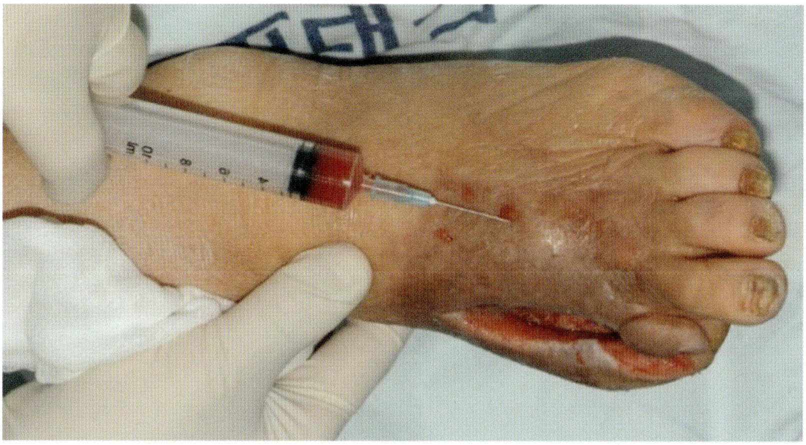

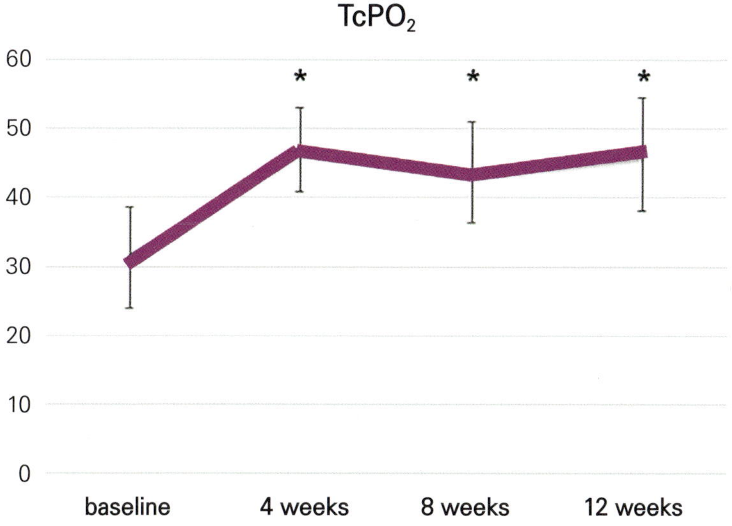

지방기질세포주사와 그 효과

5 발높이 낮추기

단순히 창상이 발생한 발의 높이를 낮추는 자세 변화만으로도 상당한 조직산소화 효과를 볼 수 있다. 이는 당뇨발 치료에 있어 새로운 개념이라고 말할 수 있다. 일반적으로는 손이나 발의 창상을 치료할 때 부종을 예방하기 위해 발을 높이는 자세를 권한다. 그러나 당뇨발에서 조직산소화가 부족한 경우 발을 높이게 되면 동맥계의 혈류가 더욱 감소함으로써 조직의 산소공급은 더 낮게 된다. 더군다나 조직산소화가 심각하게 저하돼 있는 당뇨발 환자들의 상당수는 부종이 많이 발생하지도 않는다.

이를 확인하기 위해 연구를 진행한 바 있는데, 발을 높이는 자세는 창상부위에 27%의 산소공급을 감소시키게 되며, 낮추는 자세는 30%의 증가를 가져오게 된다. 특히 발을 낮추는 자세는 당뇨발 창상부위의 경피산소분압이 낮은 환자들에서 그 증가폭이 훨씬 크다. 예를 들면 평균 경피산소분압이 67mmHg였던 환자군은 발을 낮추게 되면 79mmHg로 18%의 증가 효과가 있으나, 27mmHg였던 군은 43mmHg로 61%의 증가 효과를 보게 된다. 창상치유가 가능한 최소한의 경피산소분압이 30~40mmHg이므로 단순히 발의 높이를 낮추는 자세만으로도 창상치유가 불가능했던 창상의 치유를 가능하게 할 수 있는 것이다. 저자의 경우 환자들이 침대에 누워있을 때 창상이 있는 쪽 발을 침대 옆으로 떨어뜨리거나, 가능한 한 앉아 있는 자세를 취하도록 권하고 있다(그림 17-5).

그림 17-5

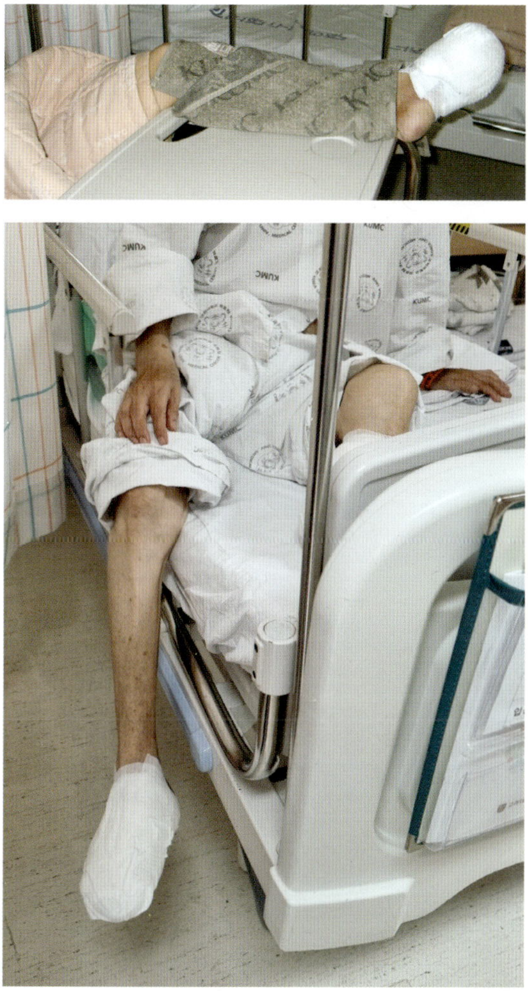

(상) 부종이 별로 없는 허혈성 당뇨발에서 발 높이는 자세는 조직산소화를 감소시킬 수 있다. **(하)** 발을 낮추는 자세가 권장된다.

6 산소치료

고압산소치료를 비롯한 여러 종류의 산소치료로 조직산소화를 높일 수 있다. 산소치료에 대해서는 다음 장(제18장)에서 자세히 설명하도록 하겠다.

요 약

당뇨발 환자에 있어 혈관개통술은 조직산소화를 획기적으로 증가시킬 수 있다. 그러나 혈관개통술이 어려운 경우, 혈관개통술을 시행한 후에도 조직산소화가 충분치 않은 경우, 또는 혈관개통술을 시행하지 않았더라도 조직산소화를 더 높이기 위한 목적으로 보조적 방법을 사용할 수 있다. 저레벨 레이저치료, 체외충격파치료, 지방기질세포주사, 발내리기, 산소치료 등의 방법은 조직산소화를 높이는 데 큰 도움이 된다.

Chapter 18

고압산소치료를 못 할 경우 대체 치료법은?

▶ 고압산소장비가 없거나 혹은 여러 가지 이유로 고압산소치료가 어려운 경우 대안으로 사용할 수 있는 다른 방법이 있는지?

1 고압산소치료 효과

조직산소화(tissue oxygenation)는 창상치유에 있어 가장 기본적이며 우선적으로 고려돼야 할 요소다. 제14장에서 설명했듯이 조직산소화는 일반적으로 혈액 내의 적혈구가 운반하는 산소(헤모글로빈 결합 산소)와 혈장에 녹아 있는 산소를 통해 이루어진다. 정상상태에서 조직에 전달되는 산소의 약 98% 이상은 헤모글로빈에 결합된 형태이다. 그러나 혈관이 막히거나 심한 협착이 있는 경우는 혈류자체가 감소하므로 적혈구를 통한 산소 공급이 제한적이기 때문에 용존산소의 역할이 상대적으로 커지게 된다. 고압산소치료는 이 용존산소를 증가시키는 것이다. 혈관재개통술 등을 했는데도 불구하고 조직산소화가 충분치 않은 경우 고압산소치료는 조직산소화를 효과적으로 향상시킬 수 있는 것으로 인정받고 있다.

허혈성 당뇨발에서 시행하는 고압산소치료는 혈액 내 용존산소를 획기적으로 증가시켜 조직으로 산소를 공급하는 효과가 있다. 2~2.5기압의 고압산소치료는 혈장 내 용존산소량을 약 10~20배 증가시켜 헤모글로빈이 전달하지 못하는 산소를 직접 조직으로 확산시킨다. 혈류가 도달하지 않는 모세혈관주변에도 산소가 확산에 의해 도달 가능하고, 세포생존, 면역세포기능, 창상치유 등에 결정적인 도움을 줄 수 있다. 고압산소치료의 긍정적 효과는 다양한 실험 및 임상 연구에서 관찰되었지만, 여러 가지 이유로 고압산소치료를 하기 어려운 경우가 있다. 무엇보다 고압산소 장비가 있어야 하고, 비용이 높고, 환자를 모니터링할 숙련된 인력이 필요하고, 두통과 이통으로 인한 환자 순응도가 낮을 수 있으며, 높은 산화 전위가 다른 장기의 손상을 유발할 가능성도 있기 때문에 가용성이 떨어지는 것이 사실이다. 고압산소치료 후 산소중독 발작이 발생하는 사례도 보고된 바 있다. 당뇨발 환자는 건강상태가 좋지 않은 경우가 많아 심폐, 신장, 신경학적 합병증이 더 흔할 수도 있다. 또한, 적지 않은 당뇨발 환자들이 고압산소챔버로 이동하는 데 어려움을 겪거나 폐쇄공포증을 겪는다. 이런 경우 다른 대안의 산소치료법을 적용할 수 있다. 고압이 아닌 정압으로 산소치료를 하거나 전신이 아닌 국소로 하는 것이다.

2 정압산소치료

정압산소치료는 2기압 이상이 아닌 일반 대기압(1기압)에서 100%에 가까운 산소를 흡입하는 것이다. 이 방법은 뇌허혈 치료에 큰 관심을 받고 있는데, 뇌졸중 후 경색부위를 줄이고 뇌외상 후 기능적 예후를 개선하기 위한 보조요법으로 긍정적인 연구결과가 발표되고 있다. 고압산소치료가 혈장 내 용존산소량을 10~20배 증가시킬 수 있는 데 비해, 정압산소치료도 그 정도는 아니지만 약 5~6배 증가시킬 수 있는 것으로 보고되고 있다. 따라서 고압산소치료에 대한 매력적인 대안이 될 수 있다.

그러나 정압산소치료의 창상치유를 위한 효과에 대한 보고는 거의 없다. Stirban 등이 발에서 정압산소치료는 경피산소분압(TcPO$_2$)을 393% 증가시킨다는 보고를 한 바 있으나 연구대상이 적었고(n=7), 모든 참가자는 만성창상 환자가 아닌 건강한 자원봉사자였다. 따라서 저자 연구팀은 당뇨발 환자 100명을 대상으로 정압산소치료 효과를 평가하기 위한 임상연구를 수행한 바 있다. 연구결과 정압산소치료는 경피산소분압을 치료 전 수치보다 평균 약 두 배, 유의미하게 증가시켰다. 특히, 낮은 조직산소화로 인해 창상치유 가능성이 저하돼 있는 허혈성 당뇨발의 조직산소화를 창상치유에 필요한 양호한 수준까지 증가시켰다. 즉 이들의 치료 전 평균 경피산소분압은 26.1mmHg였는데, 이 수치가 53.4mmHg로 증가했다. 정압산소치료는 간단하고 쉽게 당뇨발 환자들의 조직산소화를 증가시킴으로써 창상치유에 기여할 수 있는 방법이라고 생각한다(그림 18-1).

정압산소치료는 환자의 순응도, 비용 효율성, 합병증 감소, 그리고 기술적 요구 사항의 감소 등 많은 장점이 있고, 실제 임상적 가용성이 높아 고압산소치료에 대한 매력적인 대안이 될 수 있다. 또 다른 큰 장점은 당뇨발 환자에서 고압산소치료에 비해 환자의 협조도가 훨씬 높다는 것이다. 환자는 정압산소치료 중 발의 경피산소분압 증가를 직접 확인할 수 있어서, 이 치료가 창상의 조직산소화를 높이는 데 매우 효과적임을 인지하고 치료

그림 18-1

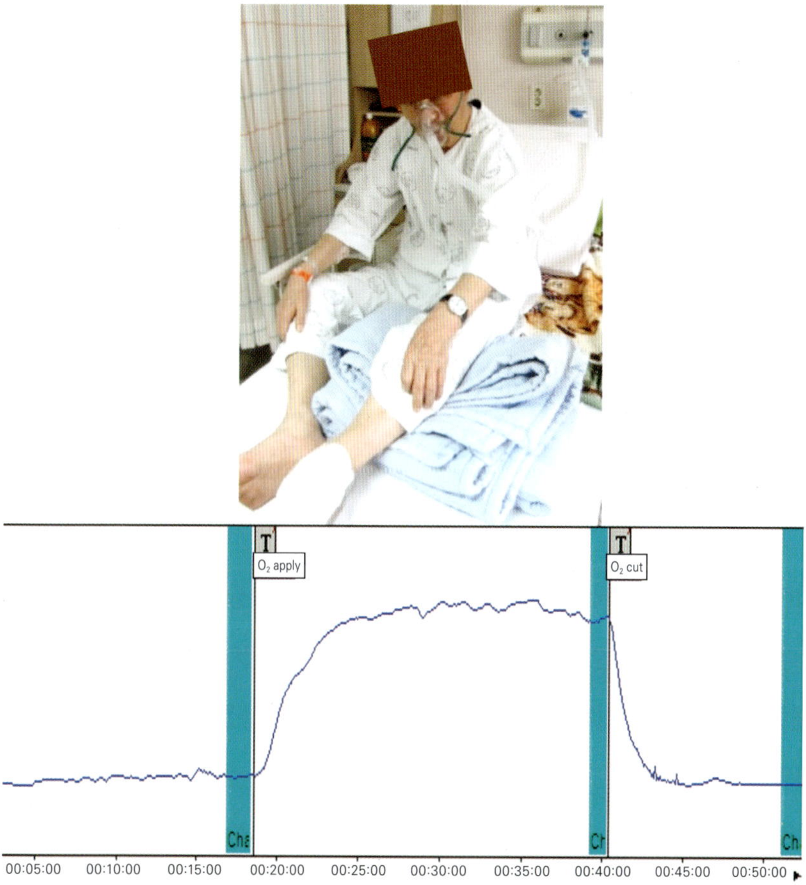

정압산소치료와 치료 중 경피산소분압의 증가 효과

순응도가 높아진다.

저자가 사용하는 방법은 98% 산소(산소유량은 분당 13L)를 마스크를 착용시키고 기계식 네뷸라이저를 통해 공급한다. 하루 3~4시간(세션당 1시간, 하루 3~4회) 동안 정압산소치료를 시행한다.

3 국소산소치료

당뇨발이나 허혈성 창상에 적용되는 국소산소치료는 전신적으로 고압산소를 공급하기 어려운 경우나, 보조적 치료로서 관심을 받고 있는 분야다. 대표적인 예로는 산소생성기나 혈색소스프레이(hemoglobin spray) 등이 있다. 전신적인 효과를 기대하는 것이 아니라, 창상부위에 직접 산소를 공급하여 치유를 촉진하는 방식이다.

산소생성기는 작고 휴대 가능한 장비에서 약 98~100% 산소를 지속적으로 생성해 연결된 튜브로 창상 드레싱 안쪽에 산소를 직접 공급하는 방식이다. 하루 24시간 착용 가능하다. 허혈성 당뇨발이나 만성창상에 유용하다는 연구 및 사례 보고들이 있으나 스폰서 주도 연구가 많고 대규모 메타분석이 부족하여 아직은 근거 수준이 낮다고 평가되고 있다. 깊은 조직까지는 산소 도달이 어렵고, 전신적 산소화에는 관여하지 않으며 밀폐된 드레싱 환경이 필요하고 비용이 비싼 단점도 있다. 실제 창상 산소분압 상승은 미미하다는 연구도 있다.

혈색소스프레이의 작동원리는 외부 공기 중의 산소에 혈색소가 결합하여 창상 표면으로 전달하는 것이다. 즉 도포된 혈색소가 일종의 산소운반자 역할을 하여 조직산소화를 증가시킨다. 스프레이 형태이므로 매우 간단하게 적용 가능하다. 고가 장비나 기구가 필요 없고, 일상 외래에서도 사용이 가능하다. 유럽 중심으로 수 건의 무작위 대조군 연구(RCT) 및 관찰 연구가 있고, 치유시간 단축, 통증감소, 비용효과성 등의 효과가 보고됐으나, 아직도 대규모 다기관 근거는 부족하여 가이드라인에는 제한적으로 소개되고 있는 정도이다.

따라서 국소산소치료는 완전한 대체보다는 보조적 치료로 적합하다고 할 수 있다. 혈류를 통해 산소가 운반되는 고압이나 정압산소치료와는 전혀 다르다. 산소가 닿는 부위에만 작용하므로 허혈이 국소적이고, 창상이 얕은 경우 효과를 기대해볼 수 있다. 당뇨발처럼 복합 병태를 가진 환자에서는 국소산소치료로는 한계가 있을 수밖에 없다.

요 약

고압산소치료는 혈액 내 용존산소를 평소보다 약 10~20배 증가시켜, 세포생존, 면역세포 기능, 창상치유 등에 결정적인 도움을 줄 수 있다. 그러나 여러 이유로 고압산소치료가 어려울 경우 정압산소치료나 국소산소치료를 고려해 볼 수 있다. 정압산소치료만으로도 혈액 내 용존산소를 평소보다 약 5~6배 증가시킬 수 있고, 특히 허혈성 당뇨발에서 창상치유가능성을 임계치 이상 향상시킬 수도 있다. 국소산소치료는 전신산소치료보다 간단하다는 장점은 있으나 산소가 닿는 부위에만 작용하므로 허혈이 국소적이고, 창상이 얕은 경우 효과를 기대해볼 수 있다.

Chapter 19

당뇨발 음압치료, 주의할 점은?

▶ 당뇨발에서 음압치료(NPWT)를 했는데 오히려 악화됐다. 당뇨발에서 음압치료를 할 때 주의할 점은 무엇인지?

1 NPWT의 효과

음압치료(negative pressure wound therapy, NPWT) 또는 진공보조봉합(vacuum assisted closure, VAC)은 창상치유를 촉진하는 유용한 치료법이다. 1997년 Morykwas 등이 이 치료법을 발표한 이래 지난 30년 가까이 널리 성공적으로 사용되어 왔고, 만성 및 복잡한 창상치료에 획기적인 변화를 가져왔다. 저자의 경험상 그 어떤 치료보다도 효과가 탁월하다고 생각한다.

당뇨발의 병인을 고려할 때 당뇨발에도 도움이 되는 치료임은 분명하다. 당뇨병 환자에서 분리된 섬유아세포는 이동 및 증식 잠재력이 낮고, 고농도의 포도당 환경에서 세포노화와 관련된 변화를 유발한다. 창상 삼출액도 일반 창상과는 달리 당뇨발에서는 창상치유를 방해하는 요소가 많다. 즉, 과도한 금속단백분해효소(MMP)와 그 천연 억제제인 금속단백분해효소 조직억제제(TIMP) 감소로 인해 조직재생이 억제된다(제13장). 또한, 창상의 세균 농도가 낮더라도 면역저하 또는 전신상태 악화로 인해 적절한 방어기전을 갖추지 못하는 경우가 흔하다. 이들을 고려할 때, 창상에 음압을 가하면 창상부위의 세포이동을 포함하여 세포활동을 자극하고, 창상치유를 방해하는 과도한 삼출액을 제거할 수 있을 뿐만 아니라, 창상의 세균수를 줄이고, 창상수축을 촉진하고, 부종을 감소시킬 수 있으므로 NPWT는 큰 도움이 된다(그림 19-1).

2 당뇨발에서 NPWT의 문제

그러나 당뇨발에 NPWT를 사용하는 데는 잠재적인 문제가 있다. NPWT는 다섯 가지 주요 구성요소가 있는데, ① 창상을 덮는 폼스펀지, ② 진공 시스템이 창상에 걸릴 수 있도록 하는 필름, ③ 삼출물 흡입튜브와 패드, ④ 삼출물 수집 용기, 그리고 ⑤ 흡입장치(모터)다. 이 중 삼출물 흡입튜브의 패드가 조직산소화를 감소시킬 수 있다. NPWT 시 폼스펀지 내에는 음압이 형성되지만, 흡입튜브의 패드가 폼스펀지와 그 아래의 조직을 눌러서, 이 압박으로 인해 창상의 조직산소 공급이 감소되는 것이다. 더욱이 발은 우리 신체에서 허혈에 가장 민감한 부위이며, 당뇨발은 특히 조직산소화에 민감하다.

이전의 여러 연구에서 NPWT가 혈류를 증가시킨다고 보고했지만, 대부분은 레이저도플러를 사용하여 혈류변화를 평가했기 때문에 오류가 있을

그림 19-1

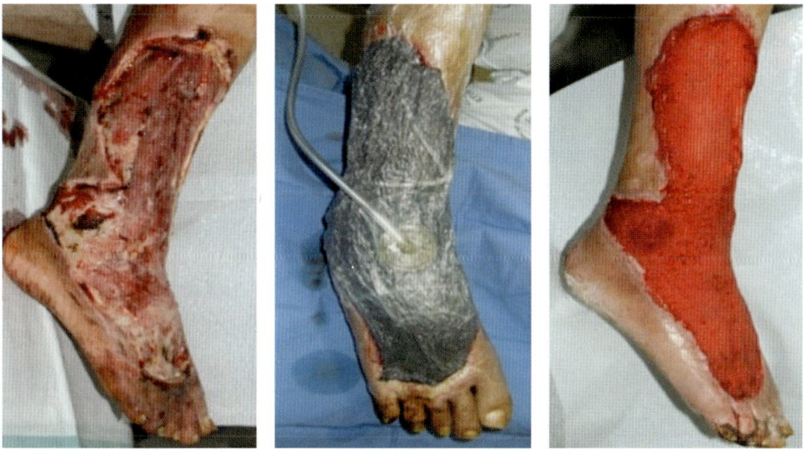

NPWT의 효과

수 있다. 레이저도플러는 적혈구의 속도와 농도를 곱하여 혈류를 측정한다. NPWT를 적용하면 창상조직의 혈관이 압박되고 단면적이 감소함에 따라 적혈구의 속도와 농도가 증가한다. 결과적으로 혈류가 더 높게 측정되는 문제가 있다. 실제 다른 기법을 사용한 연구에서는 NPWT 중 혈류가 감소하는 것으로 나타났다. 이 문제에 대한 정보 부족으로 인해 많은 의료인들이 NPWT를 그대로 당뇨발에도 적용하여 좋지 않은 결과를 경험하거나, 당뇨발 치료에 NPWT를 사용하는 것을 주저해 왔다. 이 장에서는 이 문제에 대한 이해를 돕고자 한다.

3 발에 NPWT를 적용했을 때 조직산소화의 변화

건강한 지원자와 당뇨 환자들을 대상으로 NPWT 전, 치료 중, 치료 후에 각각 경피산소분압을 측정했다. 건강한 지원자의의 경우 NPWT 전 평균 경피산소분압은 69.3mmHg였다. NPWT 적용 직후는 경피산소분압이 감소했다. 평균 감소량은 9.3mmHg (14%)였다. 그러나 시간이 지남에 따라 점진적으로 증가하여 20분에서 65분 사이에 정상 안정상태에 도달했다. 그러나 당뇨발에서는 상황이 달랐다. NPWT 전 평균 경피산소분압은 44.6mmHg였다. 그러나 치료 중에는 6.0mmHg로 허혈상태로까지 감소하였으며 이는 84%의 감소량이다. NPWT 후 평균 경피산소분압 수치는 40.3mmHg로 다시 증가했다. NPWT 치료 후 정상상태에 도달하는 데 걸리는 평균 시간은 26분이었다(그림 19-2 좌). 이 결과는 NPWT가 발의 조직산소화 수치를 유의하게 감소시키며, 이러한 감소는 당뇨 환자에서 건강한 사람보다 훨씬 더 크다는 것을 보여준다.

그림 19-2

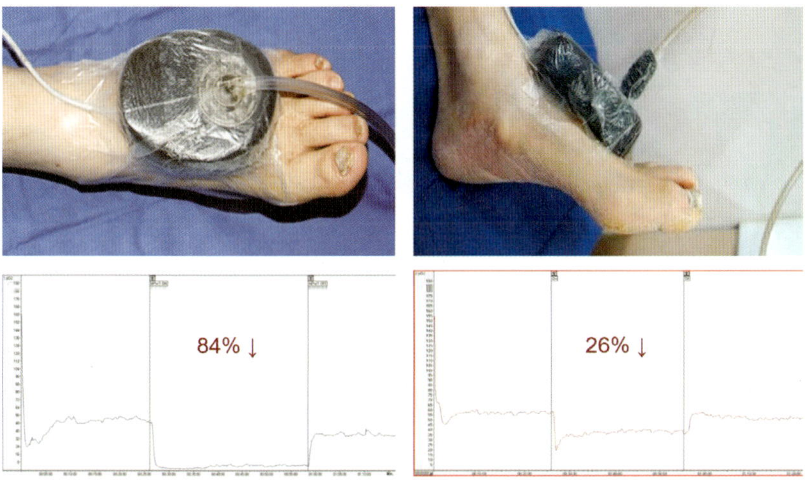

(좌) 당뇨발에서 패드를 제거하지 않은 채 일반적인 방법으로 NPWT를 적용했을 경우와 **(우)** 패드를 제거하고 적용했을 경우의 경피산소분압 감소치의 차이

4 당뇨발을 위한 NPWT

NPWT는 발의 조직산소화를 감소시키지만, 이것이 NPWT가 해로운 치료법이라는 것을 의미하지는 않는다. 오히려, 약간의 조직산소화 감소는 창상에 유익할 수 있다. 당뇨가 없는 환자의 창상에서 NPWT를 적용하면 완전 무산소증보다는 상대적 허혈이 발생한다. 허혈은 신생혈관형성을 유발하는 가장 강력한 자극 중 하나이기 때문에, 이는 창상치유나 이식조직의 생존에 도움이 될 수 있다. 또한, 조직압력 증가로 인한 혈류감소는 부종을 줄이기 때문에 유익할 수 있다.

그러나 앞서 소개한 연구결과 당뇨발에서는 조직산소화 감소 정도가 너무 커서 상대적 허혈보다는 무산소증에 가까운 결과를 초래함을 보여준다. 따라서 당뇨발에 NPWT를 적용할 때는 흡입튜브의 패드로 인한 압박을 최소화하도록 주의해야 한다. 실제로 흡입튜브에서 패드를 절단해 내고 NPWT를 적용하면 조직산소화의 감소양를 줄일 수 있다. 이 방식으로 적용한 연구결과 NPWT 전, 치료 중, 치료 후 평균 경피산소분압 값은 각각 56.5, 42.9, 55.9mmHg였다. 치료 전과 NPWT 중 경피산소분압의 평균 감소량은 13.6mmHg (24%)였다(그림 19-2 우).

저자는 당뇨발에 NPWT를 적용할 때는 대부분 패드를 잘라낸다. 창상 크기에 맞게 폼조각을 자르고, 패드를 자라낸 흡입관을 꼬치모양으로 폼조각에 꽂아 창상에 적용한다. 또 흡입관 끝을 창상입구 안쪽이 아닌 바깥쪽에 위치시켜 흡입관 끝부분이 창상수축을 방해하지 않도록 한다(그림 19-3, 19-4).

그림 19-3

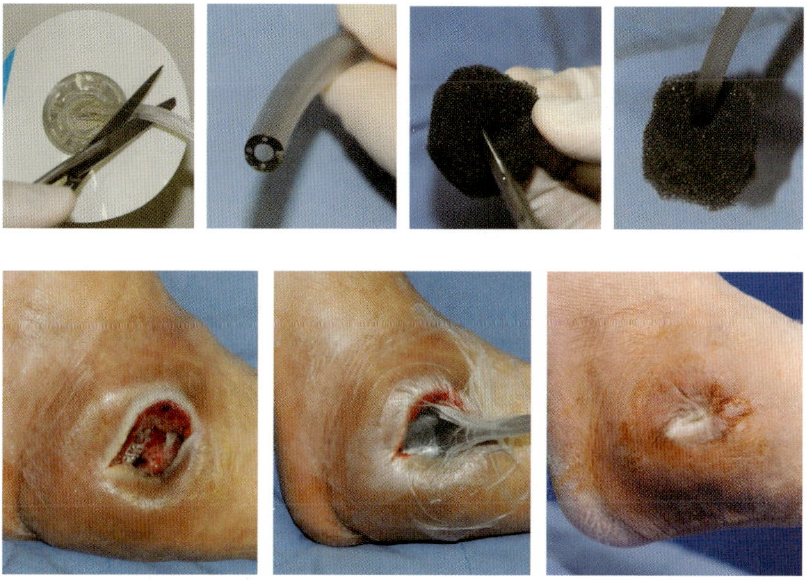

당뇨발에서 패드를 제거하고 NPWT를 적용하는 방법

그림 19-4

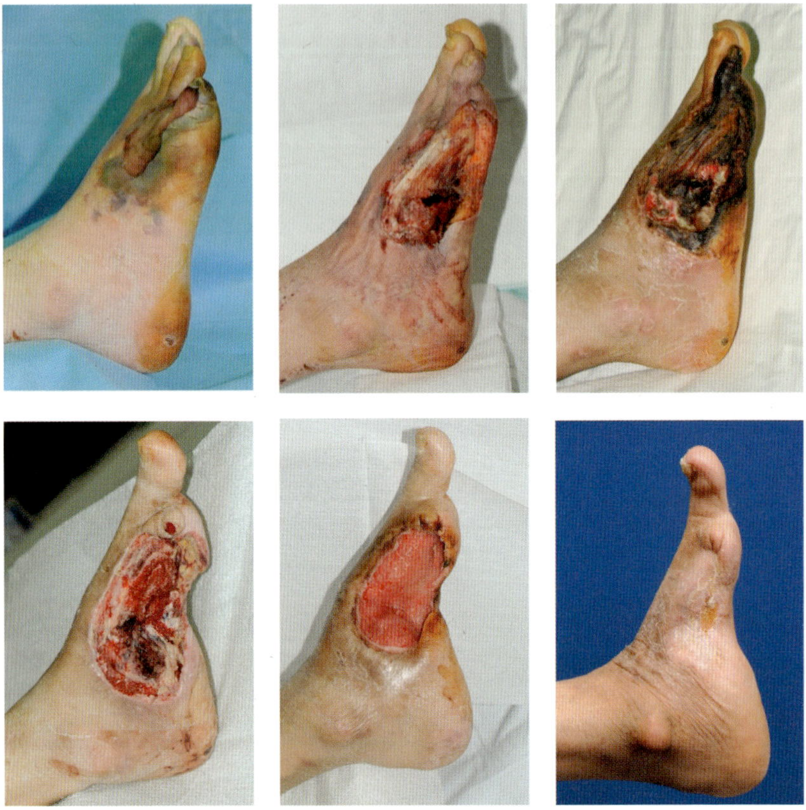

(상) 당뇨발에서 surgical debridement 후 패드를 제거하지 않은 채 일반적인 방법으로 NPWT를 적용한 후 창상 주위가 괴사됐다.
(하) 괴사부위를 다시 surgical debridement한 후, 패드를 제거하고 NPWT를 적용하여 창상치유를 도모할 수 있었다.

흡입튜브에서 패드를 절단해 내고 NPWT를 적용하는 방법의 또 하나 장점은 당뇨발과 같은 작은 창상에도 간단히 적용할 수 있다는 것이다. 당뇨발은 패드의 크기가 창상보다 큰 경우가 많기 때문에 이런 창상에는 패드를 창상위에 적용하기가 어렵다. 이런 경우 많은 의료인들이 패드를 창상에서 떨어진 곳에 위치시키고 창상과 패드 부위를 연결하기도 하지만, 번거롭고 연결부위에도 압박이 가해지기 때문에 허혈성 당뇨발에서는 염려되는 부분이 있다. 패드를 제거한 채 적용하는 방법은 창상내 조직산소 공급을 크게 감소시키지 않고 창상수축을 효과적으로 촉진할 수 있다(그림 19-5). 연속적인 압력보다는 간헐적인 압력, 그리고 고압보다는 낮은 음압으로 시작하고 창상상태를 관찰하면서 점차 음압을 높인다.

그림 19-5

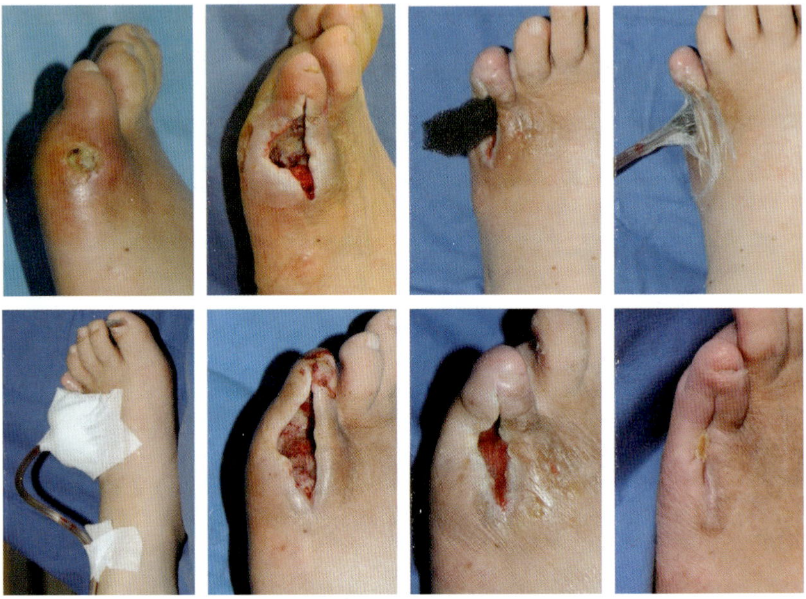

패드를 제거하고 NPWT를 적용하는 방법은 조직산소화를 심각하게 감소시키지 않으면서 창상크기가 작은 당뇨발에도 효과적으로 적용할 수 있다.

요 약

NPWT는 창상치유를 촉진하는 효과가 탁월한 치료법이다. 그러나 당뇨발에서는 조직산소화를 심각하게 떨어뜨릴 수 있기 때문에 주의를 요한다. 당뇨발에서 NPWT를 적용할 때 흡입튜브의 패드를 잘라내고 폼스펀지만으로 음압을 걸면 조직산소화의 감소를 충분히 줄일 수 있다. 또한 크기가 작은 창상에도 쉽게 적용이 가능해 당뇨발 치료에 큰 도움이 된다.

Chapter 20

당뇨발 감염, 어떻게 진단하나?

▶ 일반창상의 경우 증상, 징후, 혈액검사소견 등으로 어렵지 않게 감염을 진단할 수 있는데, 당뇨발의 경우는 어떤지?

1 일반창상의 감염진단

일반적으로 창상감염의 진단은 임상적으로 쉽게 할 수 있다. 즉, 감염을 나타내는 징후와 증상이 있는지 관찰하여 진단하게 된다. 발적(홍반), 압통 또는 통증, 온도상승, 부종, 화농성 분비물 등이 대표적인 진단기준이다. 국제당뇨발연구회(IWGDF) 및 IDSA(미국감염학회)에서도 이들 중 2개 이상의 증상이 관찰되면 감염으로 진단한다. IDSA는 이들의 정도에 따라 감염을 mild(국소감염, 홍반 < 2cm), moderate(감염범위가 > 2cm로 더 넓거나 깊은 조직 침범), severe(체온상승 등 전신반응 동반)로 분류하기도 한다. 보조적 검사(참고자료)로는 백혈구, CRP, ESR, procalcitonin, IL-6 (interleukin-6) 등의 상승을 통해 감염의 중증도를 평가하거나 합병증 여부를 파악한다. 그러나 비특이적 상승이 많아 이들 결과만으로 감염을 진단하지는 않고 임상소견을 중요시한다. 정리하면 감염은 '임상적 증상과 징후'에 근거하여 진단하며, 혈액검사 등을 보조적 도구로 사용한다. 이를 이해하기 위해서 감염이 되면 왜 몸에 이런 변화가 나타나는지 알아보자.

병원균이 침범하면 PAMPs (pathogen–associated molecular patterns)라는 병원균 고유의 분자구조들이 우리 몸에 감지된다. 병원균의 세포벽이나 세포내에 있는 lipopolysaccharide, peptidoglycan, bacterial DNA 등이다. 또한 DAMPs (damage–associated molecular patterns)라는 물질들도 나타난다. 조직손상이나 세포스트레스에 의해 방출되는 우리 몸의 내인성 분자들이다. 핵 DNA, HSPs (heat shock proteins), extracellular vesicles, 히알루론산 등의 세포외기질들이다. 조직에 있던 비만세포(mast cell), 대식세포(macrophage) 등은 PAMPs나 DAMPs 등을 감지하여 우리 몸의 방어기전, 즉 면역체계를 활성화시킨다.

1) 감염 증상과 징후

창상부위의 비만세포는 PAMPs, DAMPs를 인식하여 histamin, bradykinin, prostaglandin 등의 염증매개물질을 분비하여 창상주위의 혈관을 확장시키고 혈류를 증가시킨다. 이로 인해 피부가 붉게 보이며, 손으로 만지면 따뜻하게 느껴지는 것이다. 열이 발생하는 또 다른 이유는 세균을 제거하기 위해 면역세포들이 에너지를 소비하고, 대사작용이 증가하는 등 활동이 활발해지기 때문이다. 즉 세균과 싸우는 과정 자체가 발열성 대사과정인 셈이다. 부종은 혈관이 확장되면 혈관벽의 투과성이 증가하게 되고 이로 인해 혈장성분(수분, 단백질)이 혈관 밖으로 빠져나와 조직사이에 축적됨으로써 발생한다. 통증이 발생하는 것은 여러 이유가 있는데 손상된 조직과 앞서 언급한 염증매개물질들이 신경세포의 통증수용체(nociceptor)를 자극하여 통증을 유발한다. 또 부종이 주변 조직과 신경을 압박하면서 통증을 발생시키기도 하고, 세균들이 생성하는 독소들이 직접적으로 통증을 유발하기도 한다.

2) 혈액검사 지표

창상감염 시 백혈구, ESR, CRP, procalcitonin, IL-6 등이 증가하는 이유는 다음과 같다. 백혈구가 증가하는 것은 PAMPs, DAMPs의 자극을 받은 조직의 대식세포가 GM-CSF (granulocyte macrophage colony stimulating factor), IL-6 등의 물질을 분비하고 골수로 신호를 전달하여 백혈구 생산이 증가하기 때문이다. ESR의 증가는 감염 시 fibrinogen 등의 혈장단백질이 증가해 적혈구가 더 쉽게 서로 달라붙고 침강이 빨라지기 때문이다. CRP의 증가는 PAMPs와 DAMPs 등으로 감염이나 조직손상을 인식한 대식세포에서 IL-6를 분비하고, IL-6의 자극을 받은 간에서 CRP생산을 증가시키기 때문이다. IL-6는 대식세포, T세포 등 면역세포에서 분비되는 염증성 사이토카인으로 감염 시 빠르게 증가하며(1시간 이내) 간에서 CRP 생성을 촉진하고, 백혈구 생성을 자극하며, 발열유도 등 전신 염증반응도 촉진하여 초기 염증반응을 유도하는 중요한 역할을 한다. Procalcitonin도 감염 시 면역세포를 비롯한 여러 세포에서 생성이 촉진되는데 세균감염에 특이적으로 반응하는 특징이 있다. 바이러스 감염에서는 잘 상승하지 않는다. 세균감염의 판단에 활용될 수 있다(그림 20-1).

그림 20-1

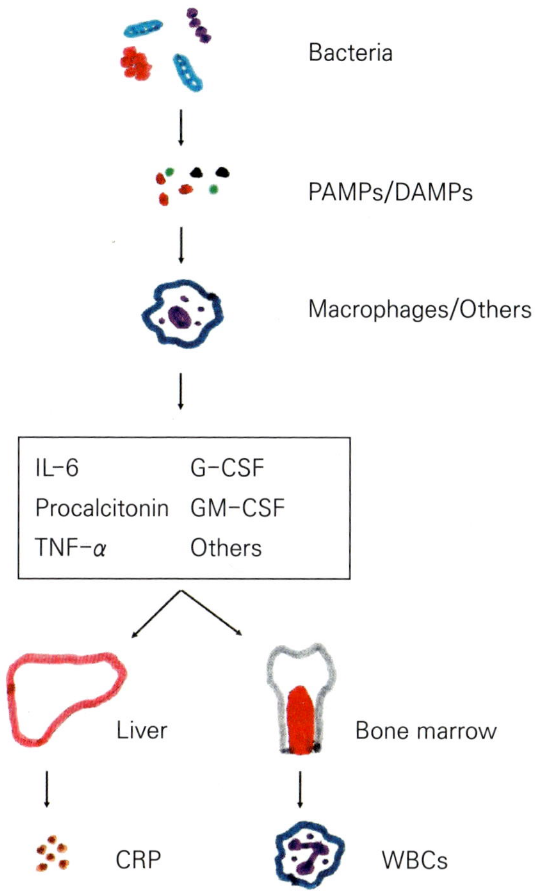

감염 시 혈액검사 지표들의 상승기전

2 당뇨발의 감염진단

당뇨발에서는 감염진단이 간단치 않다. 앞서 설명한 것처럼 임상적 증상과 징후, 혈액검사의 변화 등은 환자의 면역체계가 잘 작동해야 나타날 수 있는데 당뇨발 환자들은 그렇지 않은 경우가 많기 때문이다.

감염에 따른 징후나 지표들은 모두 감염에 대한 우리 몸의 방어반응으로 인해 상승하는 것으로, 면역과 관련된 세포들의 기능을 포함한 우리 몸의 방어체계가 정상적으로 작동해야 감지될 수 있는 것이다. 그런데 당뇨발 환자의 경우 세포기능이 심각하게 저하된 경우가 많고, 이런 환자들은 감염의 징후, 증상, 지표들이 초기에는 나타나지 않기 때문에 감염을 진단하기 쉽지 않다(그림 20-2). 따라서 감염의 징후나 증상, 지표가 없다고 감염이 없다고 판단해서는 안 된다. 감염이란 세균이 증식하여 우리 몸에 손상을 주는 상태이다. 보통 임계집락(critical colonization) 단계는 감염(infection)과는 구별하여 사용하는 경우가 많지만, 창상에서는 재생되어야 할 창상부위가 세균으로 인해 재생되지 않거나 악화되는 것도 손상을 주는 행위이므로, 임계집락, 즉 세균부하가 높은 경우도 감염의 범주로 판단해야 한다고 생각한다.

저자의 경우 임상적 증상이나 징후가 없더라도 조직배양이나 CRP, procalcitonin 검사 등을 시행한다. 면역기능이 저하된 환자에서는 백혈구 수치는 창상감염이 있더라도 증가하는 경우가 드물다. 백혈구가 증가하려면 앞서 설명한 DAMPs/PAMPs 인식부터 시작해서 골수에서 백혈구라는 세포를 생산하는 기능까지 모두 원활해야 하는데 면역기능이 떨어진 환자들에게는 힘든 작업인 것 같다. 반면 procalcitonin인 같은 경우는 백혈구보

그림 20-2

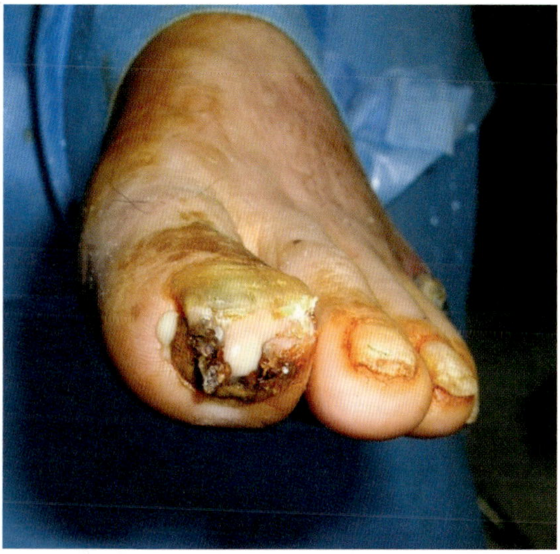

고름이 나올 정도로 심한 감염이지만 홍반, 통증, 온도상승, 부종 등의 염증 증상이 확연하지 않다. 당뇨발에서는 이런 경우가 많다.

다는 생성메커니즘이 훨씬 단순하기 때문에 면역기능이 저하된 환자에서도 감염지표로 꽤 유용하다. 그러나 우리나라에서 procalcitonin은 급여기준이 까다로워 제한적으로만 검사가 가능하기 때문에 잠재력에 비해 실제적 유용성은 떨어진다. 최선을 추구하게 되는 의학적 판단과는 다른 우리나라 의료의 한계라고 할 수 있다. CRP의 경우는 백혈구수치와 procalcitonin의 중간쯤 된다고 볼 수 있다. IL−6는 자체검사로 하지 않고 외주를 주는 병원이 많아, 조기에 검사 결과를 얻기가 어려울 수 있어 감염을 추적 관찰하기에는 적절치 않은 것 같다. 혈액검사의 지표들은 어느 한 순간의 수치보다는 일정 기간마다 관찰하면서 두고 추세를 보아야 한다. 같은 수치라도 떨어지는 추세면 현재의 치료를 그대로 유지해도 되지만, 오르는 추세라면 더 적극적으로 세균부하를 낮추는 치료를 해야 한다.

혈액검사 이외에 면역체계와는 비교적 연관이 적은 조직배양을 통해 세균부하를 알아볼 수도 있는데 이 방법도 완전하지는 않다. 배양이 안 되는 경우도 있기 때문이다(제21장 참조). MRI 등의 영상검사를 하기도 한다. 감염의 확산 정도, 특히 골수염 진단에 유용하다. 특히 특이도(specificity)가 높아 90% 이상이고, 민감도(sensitivity)는 약 80~90%이다. 즉 위양성(실제는 없는데 있다고 판정) 확률이 적으므로, MRI에서 골수염이 있다고 판독되면 상당히 신뢰할 수 있으며, 반대로 골수염이 없다는 소견이 나와도 반드시 골수염이 없다고 확정된 것은 아니다. 그러나 혈류가 안 좋은 경우는 민감도, 특이도 모두 10~20% 떨어진다.

물론 당뇨발 환자들 모두가 면역기능이 떨어져 있는 것은 아니다. 각 환자마다 면역기능이 다 다르다. 면역기능이 좋은 환자는 일반창상과 같이 임상적으로도 감염진단이 가능하다. 그러나 면역기능이 악화된 환자는 면역체계의 영향을 덜 받는 검사법을 사용하는 것이 필요하다고 생각된다. 어느 방법도 면역기능이 약화된 당뇨발 환자에서는 완벽히 감염을 진단할 수는 없다. 환자의 상태, 여러 검사소견 등을 종합하여 직관적으로 판단해야 하는 어려운 부분이다(그림 20-3, 20-4).

건강상태가 좋지 않은 환자는 감염이 없다고 확신이 될 때까지는 일단 감염 혹은 세균부하가 높다고 판단하고 세균 수를 줄이려는 노력을 해야 한다고 생각한다. 다른 말로 바꿔 말하면 민감도(실제 감염이 있는 당뇨발을 있다고 판정)와 음성예측도(감염이 없다고 판정했을 때 실제 없을 확률)가 많이 떨어지므로, 건강한 조직이 재생되는 징후(slough가 없는 깨끗한 육아조식이나 상피화)가 관찰돼야 감염이 없다고 판단하는 것이 안전하다. 즉 창상치유과정 중 염증기가 끝나고 증식기로 접어들었음을 확인하여, 감염을 놓칠 가능성을 낮춰 주는 것이 중요하다고 생각한다. VIPS 중 VPS들은 놓치더라도 그 영향이 제한적(국소적)이지만 I(감염)를 놓치게 되면 심각한 손상이나 악화로 이어질 수 있기 때문이다.

그림 20-3

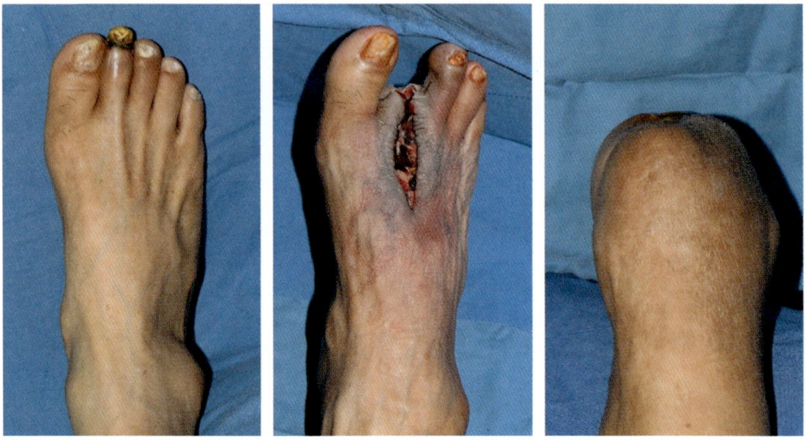

(좌) 제2족지 말단에 괴사가 있으나 감염으로 진단할 정도의 염증증상은 확연하지 않아 감염치료는 하지 않았다. **(중)** 나중에 치료가 어려울 정도로 감염이 확산된 후에야 감염이 확인되었으나, 이때는 이미 치료시기를 놓쳤다. **(우)** 결국 쇼파절단(Chopart amputation)으로 마무리되었다. 당뇨발에서는 감염증상이 없다고 감염이 없다고 판단하면 안 된다. 면역기능이 저하된 환자들은 감염초기에는 증상이 없는 경우가 많다.

그림 20-4

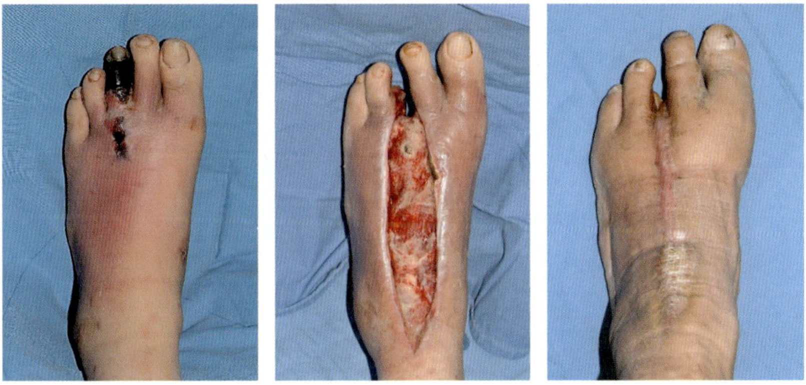

그림 20-3과 비슷한 창상이나 초기에 감염증상이 나타나 적절히 치료할 수 있었다.

요 약

면역기능이 저하된 당뇨발 환자는 홍반, 발열, 통증, 부종 등의 임상적 증상이나 징후만으로 감염을 진단해서는 안 된다. 환자의 면역기능 정도를 포함하여 감염과 관련된 여러 지표들을 종합하여 직관적으로 판단해야 한다. 감염이 없다고 확인될 때까지는 세균 수를 줄이려는 노력을 하는 것이 안전하다고 생각한다.

Chapter 21

세균배양검사 음성 = 감염 없음?

▶ **창상이 깨끗하지 않고 호전이 없어 임상적으로는 창상감염이나 세균부하가 높다고 판단된다. 감염 확인과 항생제 치료를 위해 세균배양검사를 했는데 음성이다. 검사결과와 임상소견이 엇갈릴 때 어떻게 판단하는지?**

창상의 감염진단 및 적절한 항생제선택은 임상적으로 매우 중요하다. 창상에서 감염을 확인하고 병원균과 치료를 위한 적절한 항생제를 찾기 위해 병원에서는 일반적으로 조직생검을 통한 세균배양검사를 한다. 그러나 임상적 징후상으로는 창상의 세균부하가 많다는 것이 확인되는데 세균배양검사상은 음성으로 나오는 경우가 많다. 그 이유는 세 가지로 볼 수 있다.

1 현재 병원에서 일반적으로 사용하는 세균배양법(agar plate culture method)으로는 검출이 안 되는 세균이 많다

현재의 방법은 약 150년 전에 개발된 고전적인 방법으로 19세기 후반 독일의 미생물학자 Robert Koch와 Angelina Hesse 등의 연구에 뿌리를 두고 있다. 이 방법은 세균을 고체 배지 위에서 단일 콜로니 형태로 배양하여 형태학적 분류, 순수분리, 항생제감수성 등을 검사한다. 그러나 오늘날의 미생물 다양성에 비해 기술이 너무 단순하다는 점이 지적되고 있다. 특정 환경 조건에 의존하기 때문에 배양되지 않거나 배양이 어려운 상태의 세균들은 검출되지 않는다.

전통적인 배양은 호기성세균(aerobes) 위주로 배양되며, 혐기성세균(anaerobes)이나 바이오필름(biofilm) 등 미생물 공동체 내에 숨어 있는 세균은 잘 배양되지 않는다. 여러 연구에 따르면 전통적 배양법으로는 전체 세균의 약 1~10% 정도만 배양 가능하다는 것이 학계의 일반적인 견해이다. 만성창상에서 배양되지 않는 세균이 전체 세균의 90% 이상을 차지한다는 것이다.

세균배양법이 아닌 세균의 유전자 정보를 기반으로 동정할 수 있는 유전자 분석이나 PCR기반 병원균 탐지 등 분자진단기반 방법들을 사용하면 배양이 어려운 세균이나 바이오필름 상태의 세균탐지에 효과적일 수 있으나 장비, 비용, 기술 등 현실적 문제 때문에 아직 임상적으로 표준진단법으로는 사용되지 못하고 있다. 실제 James 등의 2008년 연구에 따르면 만성창상 50례 중, 전통 배양법으로는 7~10종의 균이 검출되었지만, 16S rRNA 시퀀싱으로는 40종 이상의 세균이 존재함이 확인된 바 있다. 또 다른 연구에서도 16S rRNA 시퀀싱으로 검출된 44종 세균 중 9종만 전통 배양법으로 검출되었다(그림 21-1).

MacConkey agar, Blood agar, Chocolate agar, Sabouraud agar 등 여러 종류의 agar plate를 동시에 사용하면 다양한 균을 탐지하여 세균검출률을 높을 수 있으나 많은 병원에서는 비용 문제로 제한적인 배지만을 사용

그림 21-1

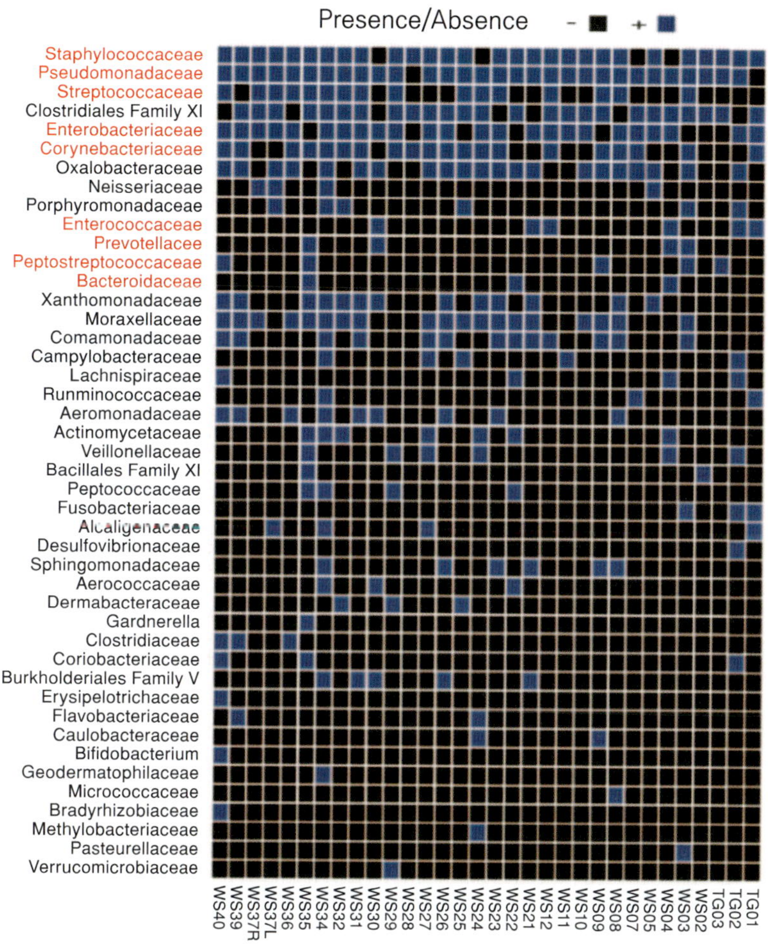

16S rRNA 시퀀싱으로 검출된 44종 세균 중 9종(빨강색 세균)만 전통 배양법으로 검출되었다.

하고 있는 것으로 알고 있다. 특히 혐기성세균을 찾기 위한 CDC anaerobe blood agar 등 혐기성배지의 경우 배양이 까다롭고 비용이 많이 들어 일반적인 배양검사에서는 제외하는 병원도 많다. 당뇨발의 경우 일반배지에서는 배양이 어려운 세균을 포함한 여러 병원균이 동시에 존재하는 경우가 많고, 혐기성세균은 당뇨발의 흔한 병원균이라는 것을 고려하면 매우 안타까운 일이다. 특히 우리나라의 경우는 여러 병원균을 검출해 내기 위해 여러 배양배지를 사용하는 것에 대한 수가를 별도로 인정해 주지 않는다. 병원균을 많이 검출해 낼수록 병원은 손해를 보는 구조이기 때문에 병원만을 탓할 수도 없다. 정확한 진단과 이에 맞춘 최선의 치료를 제공하는 것을 목표로 하는 '의학'이라는 분야과 공공성 및 비용 등 현실적인 한계를 고려해야 하는 '의료'라는 분야의 차이라 할 수 있다.

따라서 현재의 세균배양방법은 감염을 과소진단할 위험이 크고, 항생제 선택의 오류 가능성이 충분히 있다.

2 세균 수가 적다

현재 병원에서 사용하는 배양검사에서 세균이 검출되려면 일정 수준 이상의 세균 수(colony forming units, CFU)가 있어야 한다. 이 검출 한계는 배양법의 민감도(sensitivity)와 직접 관련이 있는데 일반배양의 경우 약 10^2~10^3CFU/mL 이상의 세균이 있어야 검출 가능하다. 사람 눈이나 기계가 판별 가능한 콜로니수(CFU)가 필요하기 때문이다. 또한 조직채취 후 검사까지 시간이 지연되면 일부 세균은 사멸하기도 한다.

그러나 감염의 발생은 세균 수에만 의존하지 않는다. 감염으로 발전하느냐 아니냐는 ① 세균 수, ② 세균의 독성도, ③ 환자의 면역력이 결정한다. 당연히 세균 수와 독성도에 비례하고, 면역력에 반비례한다. 세균의 독성도가 높으면 세균 수가 적더라도 충분히 감염으로 발전할 수 있다. 무엇보다도 가장 중요한 것은 환자의 면역력이다. 환자의 면역력이 약하면 적은 수의 세균이라도 충분히 감염을 일으킨다. 사실 세균 수, 독성도, 면역력 중 면역력이 가장 중요하다. 특히 당뇨발 환자의 경우는 면역력이 심각하게 저하된 분들이 많기 때문에 세균배양검사상 검출이 안 되는 적은 수의 세균으로도 창상치유를 방해할 수 있다.

3 바이오필름내의 세균은 배양에서 음성으로 나올 가능성이 높다

바이오필름이란 세균이 창상표면에 부착하여 다당류 등 extrapolymeric substance (EPS)를 분비하고 스스로를 감싸 형성한 공동체 구조로 만성창상에서 흔히 발견된다.

일반적인 부유상태(planktonic) 세균과는 행동·성장·항생제 반응이 매우 다르다. 바이오필름 내 세균은 성장을 거의 멈춘 휴면 상태에 가까운 특징을 보여 일반적인 배양환경(산소, pH, 배지 성분 등)에서는 자라지 않는다. 대부분의 배양은 성장하는 세균만을 검출하기 때문에 성장속도가 느린 균은 배양되지 않을 수 있다. 따라서 바이오필름 내부는 약물이나 산소, 면역세포 침투가 어려운 환경이기 때문에 면역회피 및 항생제내성을 유발하는 것이다.

따라서 세균배양검사에서 균이 검출되지 않았다고 해서 "감염이 없다"고 단정할 수는 없다. 당뇨발에서 감염여부를 진단하는 것은 임상적 판단, 영상소견, 조직병리, 분자진단(PCR) 등의 여러 방법을 병행하여야 하는 가장 중요하면서도 어려운 과정이다.

요 약

병원균이 일반적인 세균배양법으로는 검출이 안 되는 경우, 환자의 면역력이 저하된 경우, 바이오필름이 형성된 경우 등은 창상감염이 있거나 창상치유를 방해할 정도로 세균부하가 높더라도 배양검사에서 음성이 나올 수 있다. 세균부하를 낮추기 위한 치료가 필요하다.

Chapter 22

창상을 수돗물로 씻어도 될까?

▶ 많은 의료진과 환자들이 창상이 오래돼서 지저분하고 냄새가 나는데도 불구하고, 감염의 우려 때문에 항균제만 사용하는데 비누와 수돗물로 닦아도 되는지?

저자가 당뇨발 환자들을 진료하면서 흔히 경험하는 것 중 하나가 환자들이 발을 씻지 않고 항균제로만 창상을 소독한다는 것이다. 대부분의 경우 병원 의료진들에게 발을 수돗물로 씻으면 절대 안 된다고 교육을 받았다고 얘기를 한다. 그러나 저자는 깨끗한 수돗물은 일상적인 창상 세척에 충분히 효과적이고 안전한 방법이며 권장돼야 한다고 생각한다.

미국 질병통제예방센터(CDC)나 WHO에서도 일반적인 경상의 경우 수돗물로 세척하는 것이 적절하다고 밝히고 있다. 수돗물은 대부분 염소소독법(chlorination)으로 소독하는데 이는 우리나라를 비롯하여 세계적으로 가장 널리 사용되는 안전하고 효과적인 수돗물 소독방법이다. 염소소독은 주소독제로 NaOCl과 기체 염소(Cl_2) 등을 사용하여 물 속의 세균, 바이러스, 기생충 등을 사멸시키고 수도관을 통해 가정까지 가는 동안 오염되지 않도록 0.1~4.0mg/L 수준으로 잔류 염소농도를 유지하게 한다. 우리나라는 보통 0.2~0.4mg/L 수준으로 공급되어 WHO 기준을 충족한다. 또한 서울, 인천, 대구, 부산 등 대도시의 일부 정수장에서는 보조적으로 색도, 냄새, 미량 유기물 제거를 위한 오존 처리(O_3), 바이러스나 염소에 강한 병원체(예: 크립토스포리디움) 제거를 위한 자외선(UV) 소독 등도 추가하고 있다고 한다. 특히 우리나라의 수돗물은 수도법 및 먹는 물 수질 기준에 따라 60여 가지 항목을 정기 검사하고 있고 환경부와 지방자치단체는 수질 결과를 정수장, 배수지, 수용가(가정)까지 모니터링하고 있다. 거의 무균 상태로 공급되도록 엄격히 관리되며, 실제로 존재하는 세균의 양은 극히 적거나 검출되지 않을 수준이라고 한다.

우리나라의 먹는 물 수질 기준 중 일반세균은 1mL당 100CFU (colony forming unit, 세균집락수), 대장균군의 경우는 100mL당 불검출(0CFU)이라야 한다. 실제 수돗물의 세균 수치는 대부분의 정수장에서 일반세균은 0~10CFU/mL, 대장균은 불검출이다. 수도관 노후 등 특수한 경우를 제외하면 일반 가정에서는 거의 무균상태에 가깝게 수돗물이 공급된다는 것이다. 2024년 기준으로 서울 아리수의 수질 결과는 일반세균은 0~2CFU/mL, 대장균은 항상 불검출이다. 따라서 안전하게 창상 세척에 사용할 수 있다고 판단된다.

그러나 재난지역이나 오래된 배관 지역 등 수돗물 오염이 의심되는 지역 등은 주의가 필요하다. 당뇨병 환자, 항암 치료 중인 환자 등 면역력이 약한 환자들의 경우 주의가 필요하기는 하나, 오랜 기간 씻지 않아 창상 주위에 지저분한 각질이 형성되고 세균이 번식하여 감염을 악화시킬 확률이 훨씬 높다고 판단되므로, 깨끗이 씻어 주는 것이 실보다는 득이 훨씬 많다고 생각된다. 저자의 경우도 수십 년 동안 수돗물과 비누로 창상을 씻도록 환자들에게 권유하고 있는데 이로 인한 창상 악화를 경험한 기억은 없다 (그림 22-1).

씻는 방법은 먼저 알콜이나 비누로 손을 깨끗이 하고(혹은 장갑 착용 후), 수돗물을 흐르는 상태로 약 30초~1분 정도 흘려보낸다. 창상이 있는 곳과 주위 피부를 수돗물과 비누를 사용하여 씻은 후 깨끗한 거즈나 수건으로 물기를 톡톡 두드리며 말린다. 항균제 도포 후 드레싱제로 창상을 덮어 준다.

그림 22-1

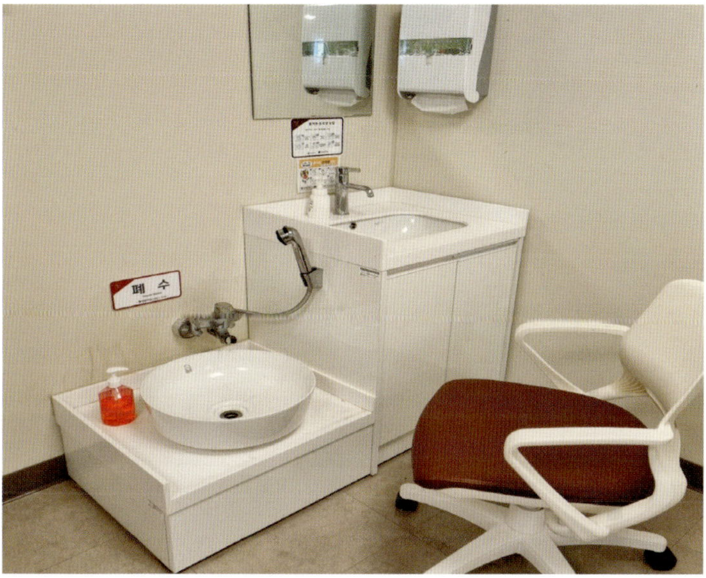

당뇨발 진료를 위해서는 병원에 발을 씻을 수 있는 세족대를 구비하면 편하다.

요 약

창상으로 인해 오랜 기간 씻지 못하여 각질이 많고 지저분해진 발을 비누와 수돗물을 사용해서 닦는 것은 권장돼야 한다고 생각한다.

Chapter 23

Surgical/sharp debridement, 제대로 하려면?

▶ Surgical/sharp debridement를 효과적으로 시행하기 위한 원칙, 기구, 방법 등은?

수술기구를 사용하여 수술실에서 시행하는 debridement를 surgical debridement, 수술기구를 사용하지만 병실이나 외래 등 수술실 이외의 장소에서 시행하는 debridement를 sharp debridement라 한다. 당뇨발 치료를 위한 surgical debridement는 감염 및 비활성 조직을 제거하고 창상치유를 촉진하는 중요한 치료단계이다. 특히, 많은 당뇨발 환자들이 건강상태가 좋지 않아 전신항생제 치료 시 부작용이 발생하는 경우가 적지 않고, 신장이나 간 손상 등의 우려도 높다. Surgical/sharp debridement의 원칙은 모든 비활성 조직을 제거하는 것이다. 괴사조직, 감염된 조직, 변색된 조직 등을 철저히 제거한다. 피상적인 제거로 끝내지 않고, 건강한 조직과 출혈이 보일 때까지 제거한다. 과도한 출혈을 유발하지 않되, 건강한 조직이 노출될 때까지 충분히 확실하게 제거한다. Debridement 직후는 깨끗해 보이지만 육안으로는 관찰이 안 되는 세균부하가 남아 있을 수 있고 바이오필름이 다시 형성되기도 하므로 반복적인 debridement가 필요하다. 한 번의 debridement로 끝내려 하면 정확한 범위를 예측하기 어려워 불필요하게 많은 조직을 희생하거나 절단해야 하므로 'frequent, serial debridement'가 최대한 조직을 보존하는 방법이다. 효과적인 debridement를 위한 몇 가지 팁이 있다.

1 조직에 따라 debridement 범위를 정한다

혈류가 좋은 부위, 즉 피부, 골수, 근육조직 등은 보존적으로 debridement를 한다. 혈류가 좋은 조직은 항생제 치료 등의 효과를 기대할 수도 있기 때문이다. 그러나 혈류가 나쁜 부위, 즉 지방조직, 연골, 관절막, 건 같은 조직은 광범위하게 절제해야 한다(그림 23-1).

2 Sinus tract이 있는 부위를 찾아서 이를 완전히 제거해야 된다

세균이 깊은 조직 안으로 침범해 가면서 sinus tract을 형성하는 경우가 흔히 있다. 이를 놓치면 창상치유가 되지 않는다. 눈에 보이는 것이 다가 아니다(그림 23-2).

그림 23-1

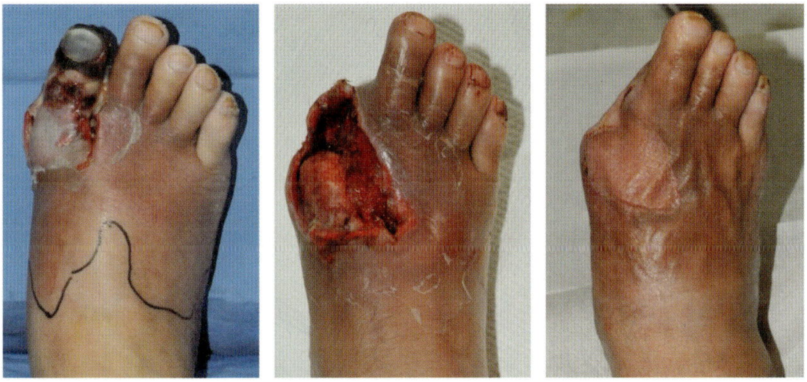

Surgical debridement 시 지방조직, 연골. 관절막, 건 등 혈류가 나쁜 조직은 광범위하게 절제해야 효과적이다.

그림 23-2

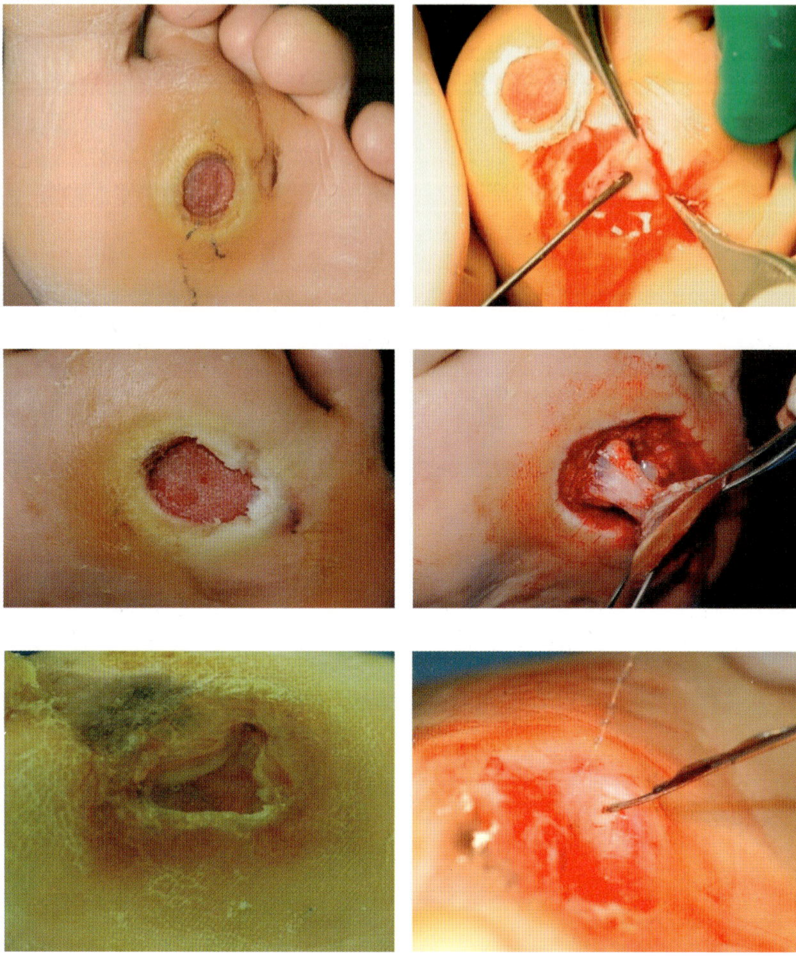

(좌) 겉으로는 깊어 보이지 않는 창상들이지만 **(우)** sinus tract들이 형성돼 있는 경우가 많다. Surgical debridement 시 이들을 완전히 제거해야 한다.

3 적절한 기구를 사용하는 것이 중요하다

성공적인 debridement를 위해서는 건강한 조직의 손상은 최소화하면서 debridement를 해야 하기 때문에 조직의 강도나 위치 등에 따라서 blade, scissors, curette 등을 적절히 사용해서 시행한다. 저자는 rongeur와 hydrojet을 즐겨 사용한다. Rongeur는 원래 뼈나 단단한 조직을 절제하는 데 사용되지만 연부조직 제거에도 큰 효과가 있다. 가위처럼 작동하면서 '뼈를 갉아내듯' 절제하기 때문이다. 연부조직을 blade, curette, scissors 등만을 사용해서 제거하려면 불편하기 때문에 효과적으로 debridement를 하기 어렵다. 이런 경우에 다양한 종류의 rongeur를 준비하고 제거할 부위의 모양이나 깊이 등에 맞춰 사용하면 상당히 도움이 될 수 있다(그림 23-3). 또 Versajet이라는 상품으로 나와 있는 hydrojet의 경우는 비용이 문제이긴 하지만 피부손상을 최소화하면서 깊고 넓게 지방조직을 제거할 수 있고, 광범위한 slough가 있는 육아조직이나 연부조직을 제거하는 데도 용이하다.

4 Debridement가 끝난 후에는 세균배양검사를 한다

조직생검을 통한 세균배양검사는 debridement 후 남아 있는 세균을 전신 항생제 투여를 통하여 치료하는 것이 목적이므로 debridement가 다 끝난 후 시행해야 한다(그림 23-4, 23-5). 이때 골수염을 확인하기 위해서 골조직 배양검사와 연부조직 배양검사를 따로 시행하는 것이 좋다.

그림 23-3

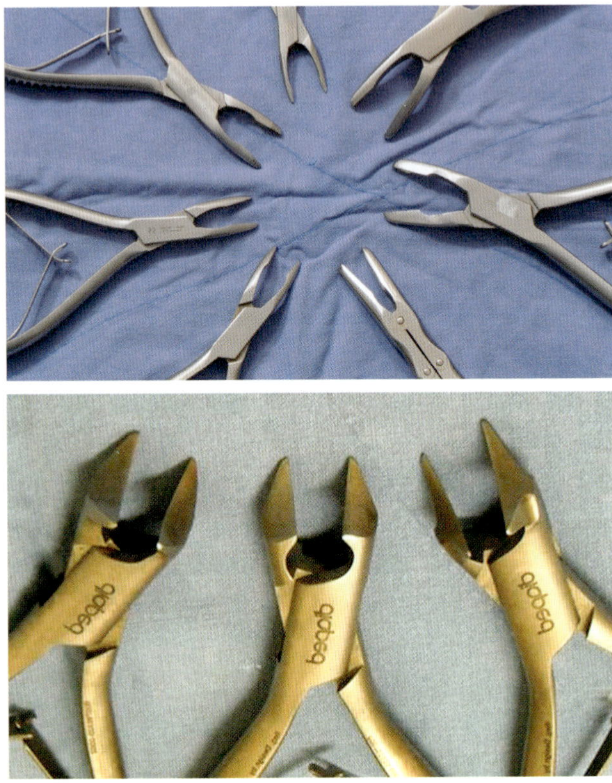

다양한 종류의 rongeur들

그림 23-4

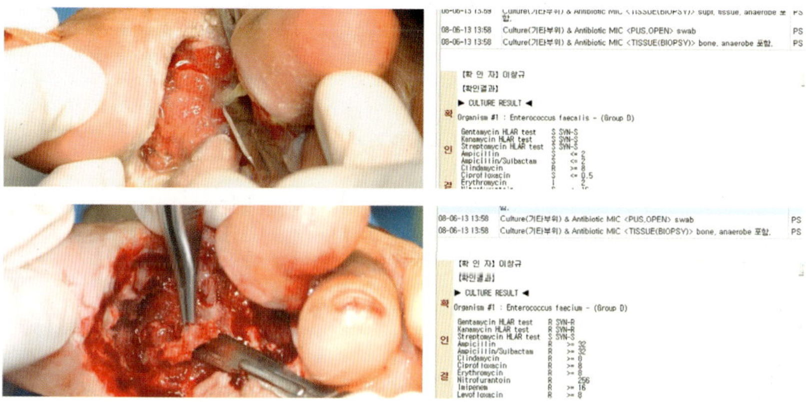

(상) Surgical debridement 전과 **(하)** 후 세균배양검사 결과 차이. 조직검체에 따라 세균배양검사와 항생제감수성 결과가 다르다. Debridement 후 남은 조직에서 세균배양검사를 해야 적절한 항생제 선택이 가능하다.

그림 23-5

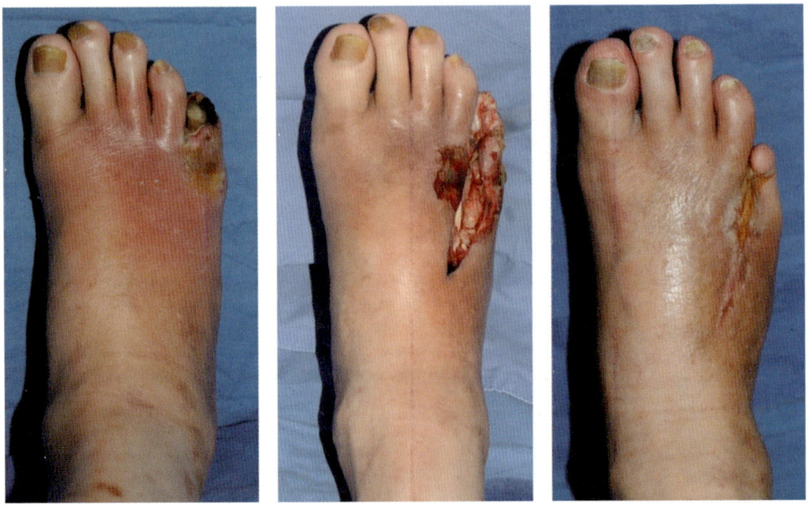

(좌) 일차병원에서 창상 삼출물로 세균배양검사를 시행했고, 이 결과를 토대로 항생제 치료를 했으나 감염이 악화됐다. **(중)** 전원 되어 surgical debridement 후 남은 조직에서 세균배양검사를 하고, 이 결과에 맞춰 항생제 치료를 했다. **(우)** 창상이 호전되고 성공적으로 치유됐다.

5 Debridement가 끝난 후 바로 일차봉합을 하는 것은 좋지 않다

Debridement 직후에는 창상이 깨끗해 보이지만 육안으로는 확인할 수 없는 세균부하가 남아 있을 수 있기 때문이다. 일부는 봉합을 하더라도 관찰이 가능하고 삼출물이 충분히 빠져나올 수 있도록 창상을 열어두는 것이 좋다(그림 23-6).

6 외래나 병실에서는 sharp debridement가 굉장히 중요하다

Surgical debridement를 자주 할 수 있으면 좋겠지만 수술실에 들어간다는 것 자체가 환자에게는 큰 부담이 될 수 있기 때문에 광범위한 debridement가 아닌 경우는 sharp debridement도 충분히 유용할 수 있다.

7 Sharp debridement시 적절한 준비를 한다

Sharp debridement를 할 경우 한 가지 팁을 얘기하자면 rongeur와 섬유질형태의 흡수성 지혈제를 준비하라는 것이다. Rongeur를 사용하면 깊은 조직까지 충분히 비활성조직이나 감염된 조직을 효과적으로 제거할 수 있다. 또한 외래나 병실에서는 bipolar coagulator 등을 사용하는 것이 어렵기 때문에 출혈의 우려로 인해서 sharp debridement를 효과적으로 하지 못하는 경우가 많은데, 출혈이 됐을 경우 섬유질 형태의 흡수성 지혈제를 사용하면 지혈을 할 수 있기 때문에 훨씬 효과적인 debridement가 가능하다. 저자의 경우는 산화재생셀룰로오스(oxidized regenerated cellulose)를

그림 23-6

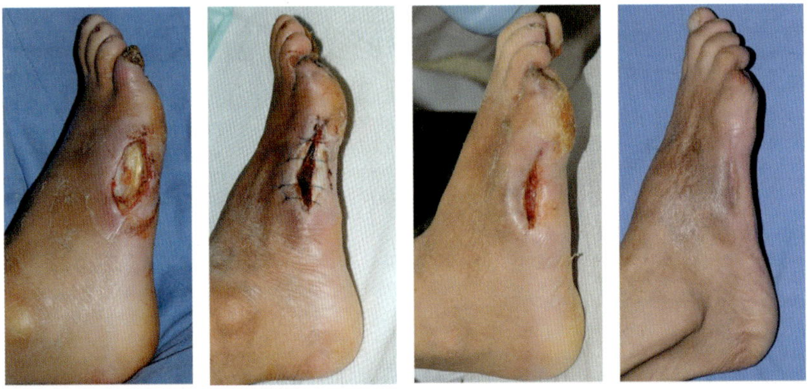

Surgical debridement 후 일차봉합을 하더라도 관찰이 가능하고 삼출물이 충분히 빠져나올 수 있도록 창상을 열어두는 것이 좋다. 이 환자의 경우 창상을 닫기 어려워서 못 한 것이 아니다. 충분히 가능했지만 일부러 안 한 것이다.

기반으로 만들어진 Surgicel Fibrillar를 주로 사용한다. 얇고 부드럽기 때문에 원하는 만큼 손으로 떼어서 사용하고 깊은 해부학적 부위에도 적용 가능하다. 고정력이 좋아 쉽게 움직이지 않고 겹겹이 적용할 수도 있어 국소적 응고 촉진에 유용하고 세균 성장도 억제하는 것으로 돼 있다. Surgicel Fibrillar 적용 후 gauze compression 하면 된다(그림 23-7).

그림 23-7

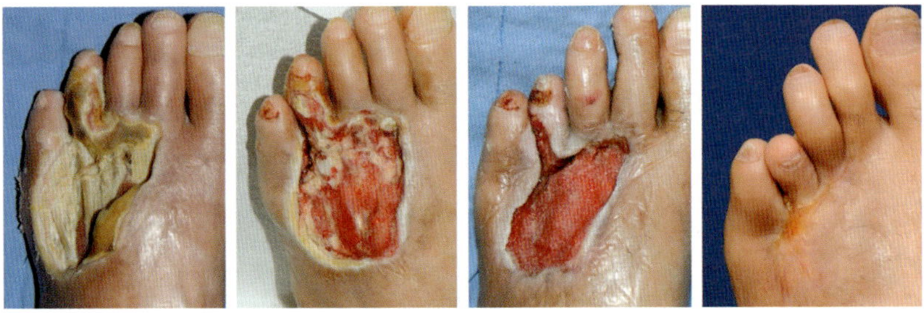

창상이 심한 경우 일단은 surgical debridement를 해야 하지만, 이후 국소적인 slough 등은 병실이나 외래에서 적절한 기구나 재료들을 사용한다면 sharp debridement만으로도 충분히 효과를 볼 수 있다.

요 약

Surgical/sharp debridement는 기술적으로는 누구나 할 수 있는 작업이다. 그러나 성공적인 창상치유를 위해 효과적으로 시행하기 위해서는 이에 대한 지식과 경험이 필요하다. 특히 sharp debridement의 경우는 적절한 기구와 재료들만 준비된다면 수술실에 들어가지 않고 간단하면서도 효과적으로 시행할 수 있어 당뇨발 치료에 유용하다.

Chapter 24

당뇨발 전용 신발, 필수일까?

▶ 당뇨발 환자는 신발이나 바닥의 압력손상을 피하기 위해 당뇨발 환자용 신발을 꼭 신어야 하는지?

1 압력손상의 중요성

당뇨발은 일차적으로 혈관합병증이나 신경합병증으로 시작된다. 이 중 혈관병성(허혈성)만으로 발생하는 경우는 10% 정도밖에 안 된다. 30%가량은 신경병성이 원인이고, 60% 가까이는 신경병성과 허혈성이 같이 있는 복합형이다. 즉, 전체 당뇨발의 90% 정도는 신경합병증이 있다는 것이고, 압력손상에 노출돼 있다는 의미이다(그림 24-1). 당뇨발의 50% 이상은 적절한 압력방지(offloading)만으로도 치유가 가능하다고 보고되고 있다. 미국당뇨학회(American Diabetes Association)에서도 "효과적인 offloading은 약 50~90%의 신경병성 당뇨발을 6주 이내에 치유시킬 수 있다"고 압력방지의 중요성을 설명하고 있다. 당뇨발은 '감각저하 + 반복압력 → 창상발생'이 가장 흔한 패턴이기 때문이다.

그림 24-1

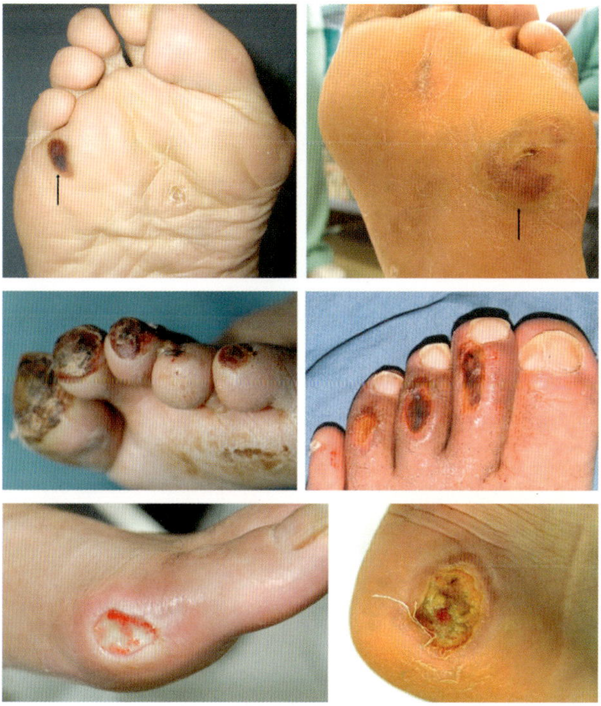

당뇨발은 바닥이나 신발에 접촉되는 부위에 압력손상이 쉽게 발생된다.

2 당뇨발 신발

모든 환자에게 당뇨발 신발이 도움이 되는 것은 아니다. 저자의 경험상 우리나라에서 환자 맞춤형으로 제작해 주는 당뇨발 신발은 예방용으로는 도움이 될 수 있지만, 진행 중인 당뇨발 환자에게는 부족하다. 재질을 부드러운 가죽으로 하고, 폭이나 발끝에 공간을 충분히 주고, 밑창을 푹신한 것으로 하고, 압력이 가해지는 부분은 밑창 아래에 홈을 더 파는 등의 조작으로 압력을 덜 받도록 하기는 하지만, 창상이 있는 환자에게는 이 정도로는 부족하다. Offloading을 완전히 해야 한다.

오래전 얘기지만 2006년 저자가 덴마크의 한 대학병원 창상센터에 연수를 간 적이 있었다. 1,000베드 정도 규모였고, 창상센터 환자들 대부분이 당뇨발 환자였는데, 이곳에 환자용 신발을 제작해 주는 족부전문가가 40명이 넘게 근무하고 있었다. 환자 상태에 따라서 창상이 있을 때, 창상치유 직후 초기, 시간이 흘러 창상치유 부위가 안정화된 후 각각 다르게 신발을 제작해 주고 있었다. 놀랍고 부러웠다(그림 24-2). 우리나라는 이런 시스템이 없기 때문에 신발을 창상을 진료하는 의료진들이 직접 제작해야 한다. 저자도 신발을 제작할 수는 없으니 기존의 기성품 신발이나 밑창에 필요한 변형을 가하여 신도록 권하고 있다. 바쁜 일정에 정말 열정 없이는 할 수 없는 힘들고 어려운 작업이다. 그래서인지 이 부분에 대한 인식은 하고 있으면서도 실제 행동으로 옮기는 의료진은 많지 않은 것 같다. 그러나 절대 무시할 수 없고, 무시해서도 안 되는 필수적인 사항이라고 생각한다.

그림 24-2

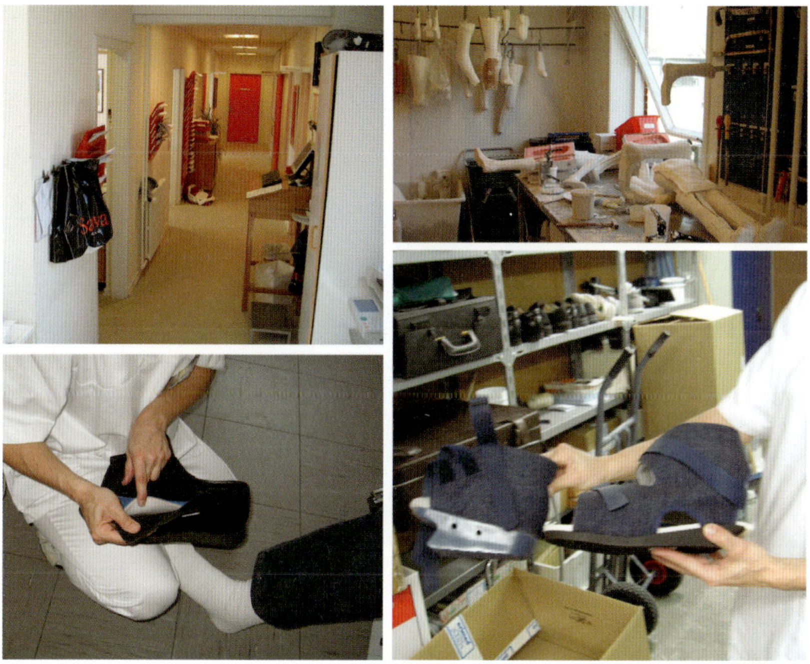

Southern Denmark 대학병원 창상센터 지하에는 당뇨발 환자들의 창상변화 단계에 따라 신발을 제작해 주는 곳이 있다.

3 Offloading에 대한 인식

Offloading은 힘들더라도 가장 적은 노력으로 큰 효과를 거둘 수 있는, 말하자면 VIPS(제6장) 중 가성비가 가장 좋은 치료법이다. V(혈류나 조직 산소화)나 I(감염)의 경우는 혈관CT, 혈관도플러, 경피산소분압, MRI, 세균배양, 혈액검사 등 진단하는 데 많은 자원이 필요하고, 치료하는 데도 마찬가지이다. 전문지식도 있어야 한다. 그럼에도 불구하고 진단이나 치료가 성공적이지 못한 경우도 많다. S(피부세포기능)도 이에 대한 진단과 치료도 간단치 않으며 전문적 지식이 필요하다. 이들에 비해 P(압력손상)는 진단과 치료가 훨씬 수월하다(그림 24-3). 신경손상 진단 시 신경검사, 근전도검사, 이학적검사 등 여러 방법을 사용하긴 하지만, 육안으로 보기만 해도 어느 부위에 어느 정도 압력손상을 받고 있는지 바로 알 수 있다. 사실 다른 검사보다 눈으로 보는 것이 더 확실하다. 치료도 성의와 열정만 있다면 성공적으로 할 수 있다. 문제는 이에 대한 관심과 협조가 떨어진다는 것이다.

특히 환자들의 경우 '압력'이 창상의 원인이라는 기본 개념 자체를 잘 모르고 무시하는 경우가 많다. 많은 환자들은 신경병증으로 감각이 둔해져 있어 압력이 가해져도 아프지 않고, 아프지 않으니 문제없다고 위험성을 과소평가한다. '창상 = 외상'으로만 생각하고, '지속적인 압력도 외상'이라는 개념이 부족하다. 병원에 오면 좋은 약을 쓰고, 첨단 장비를 사용하고, 수술 등으로 치료하는 것을 기대하는데 신발로 치료 가능하다는 걸 이해하지 못한다(그림 24-4). 특히 고령층에서는 신발로 인한 어느 정도의 압박감이나 불편함은 감수하는 문화도 있는 것 같다. 새 신발이 발에 안 맞아

그림 24-3

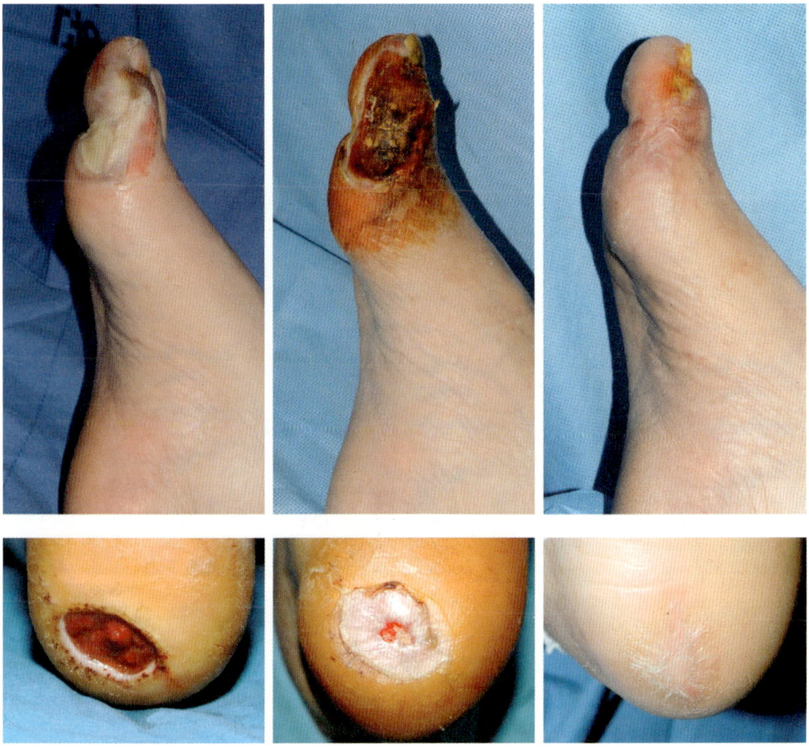

신발을 조절하여 offloading만 잘해도 치유되는 경우가 많다. 수술하지 않고 offloading 만으로 치유된 경우들이다.

그림 24-4

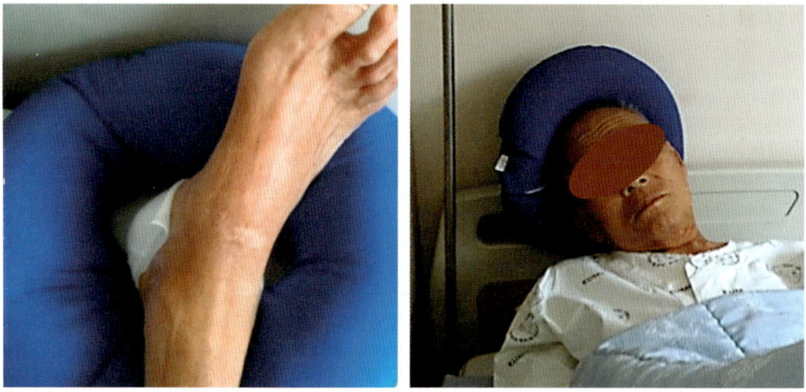

Offloading의 중요성을 환자들에게 인식시키는 것이 중요하다. **(좌)** 발뒤꿈치가 눌려 도넛방석으로 offloading을 하도록 권했다. **(우)** 환자는 별 관심이 없다.

도 젊은 시절을 생각하고 처음엔 그러려니 하고 참고 신거나, 발가락이 눌리는 걸 이상하게 생각하지 않는다. 때로는 당뇨발을 진료하는 의료진조차도 굳은살(callus)이나 붉어짐(erythema) 같은 초기 징후를 위험 징후로 인식하지 못하는 경우도 있는 것 같다.

"It's the economy, stupid."라는 유명한 문구가 있다. 1992년 미국 대통령 선거에서 클린턴 후보가 당시 재임 중이던 부시 대통령을 꺾고 대통령으로 당선되는 데 결정적인 역할을 했던 캠페인 구호다. 당시 걸프전 등 복잡한 정치적, 외교적 상황에서 복잡한 메시지를 버리고 핵심에 집중하자는 전략적 지침으로 클린턴 캠프의 상징적인 메시지가 되었다. 30년도 지난 구호지만 지금도 정치나 사회 논의에서 핵심의제를 강조할 때 자주 패러디되며 사용되고 있다. 저자는 당뇨발 관리에 대해 "It's the pressure, stupid."라고 패러디하고 싶다. 당뇨발에서 압력손상은 가장 중요한 요소 중 하나이고 예방도 가능하지만, 그 중요성에도 불구하고 또한 가장 무시되고 있는 부분인 것 같기 때문이다. 힘들고 지치더라도 환자들에게 지속적이고 반복적인 교육도 필요하다. "이 굳은살은 단순히 피부가 두꺼워진 게 아니라, 이 부위에 반복해서 압력이 가해졌다는 증거입니다. 그냥 놔두면 상처가 아물지 않는 것은 물론이고, 감염으로 이어져서, 결국 절단까지 갈 수 있습니다."라고 말이다.

4 압력손상치료

그럼 어떤 offloading 방법을 적용해야 할까? 물론 창상의 위치와 환자의 상태에 따라 다 다르다. Total contact cast, removable cast walker, half shoe, healing sandal 등 여러 방법이 있지만, 이 책에서는 각각의 방법에 대한 설명은 생략하도록 하겠다. 저자의 경우는 일차적으로는 기성화나 밑창을 사용하여 창상이 있는 부위를 오려내서 창상과 접촉이 안 되도록 한다. 그러나 발바닥에 창상이 있을 때는 이렇게 해도 걸을 때마다 발바닥이 밀리면서 구멍을 낸 부분에서 이탈하기도 한다. 환자에 따라 순응도가 다르다. 이런 경우는 그 다음 방법으로 창상주위에 어느 정도의 강도가 있는 스펀지를 테이프로 직접 붙여, 창상부위가 바닥과 닿지 않도록 하는 방법을 권유한다(그림 24-5). 환자의 조직산소화가 좋은 경우는 골절제술, 건절제술, 국소피판술 등의 수술적 치료를 하기도 한다(그림 24-6, 24-7).

그림 24-5

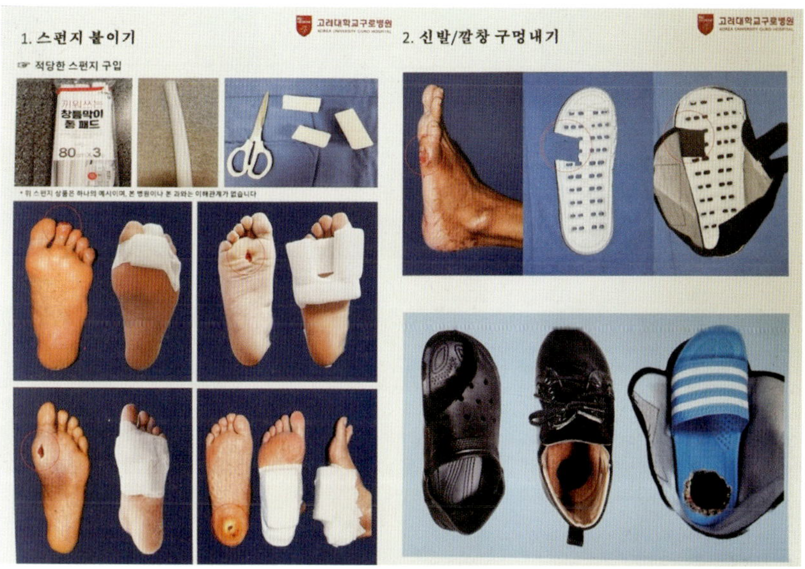

저자의 병원에서 환자교육용으로 사용하는 offloading의 예

그림 24-6

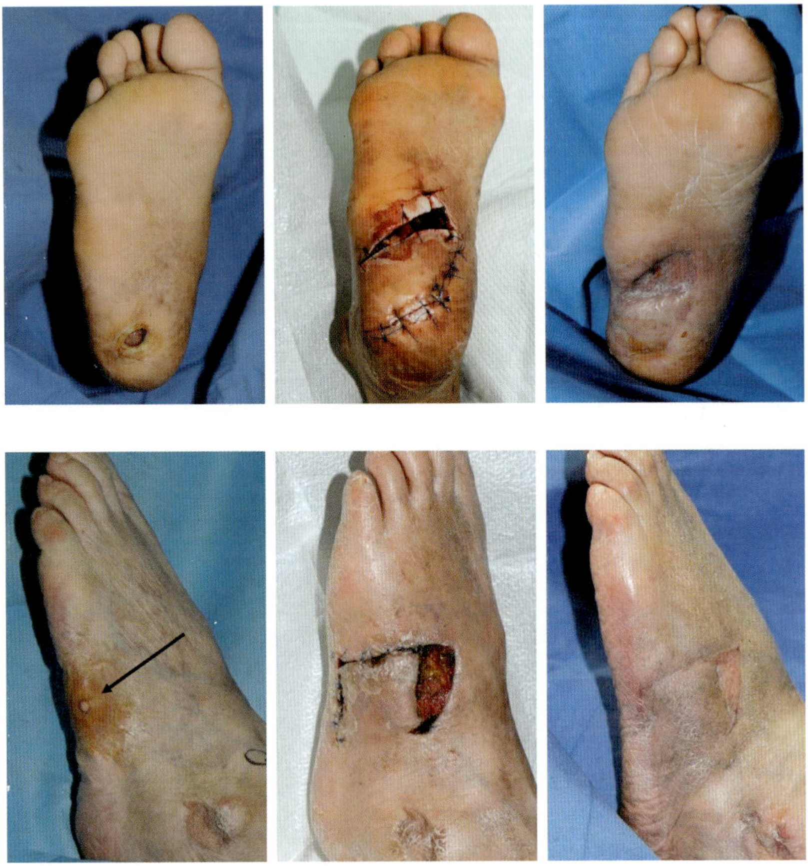

조직산소화가 좋은 경우는 국소피판술 등으로 압력손상을 피할 수도 있다.

그림 24-7

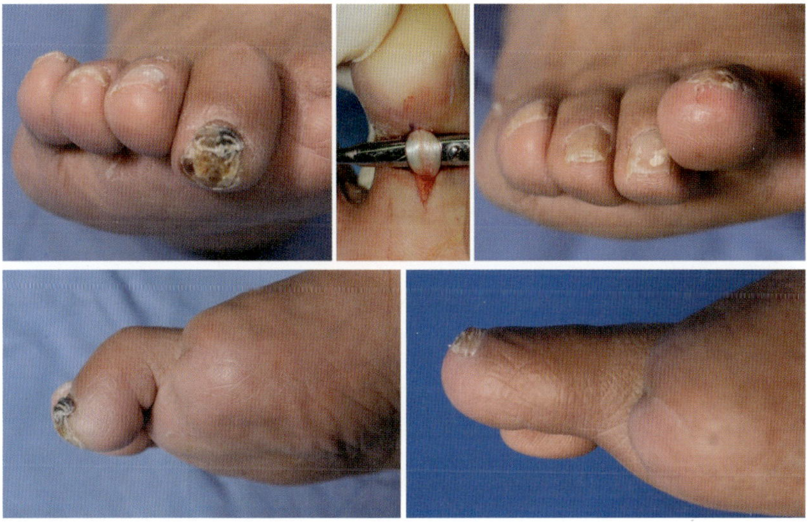

굴곡건 절제술로 offloading을 유도한 경우

요 약

당뇨발 환자의 약 90% 정도는 압력손상에 노출돼 있다고 할 수 있다. Offloading은 VIPS 중 혈관손상, 신경손상, 피부세포손상 등 다른 요소에 비해 가장 쉽고 간단하게, 그러면서도 창상치유에 큰 기여를 할 수 있는 부분이다. 환자의 상태, 창상의 정도, 위치 등에 따라 적절한 offloading을 적용함으로써, 창상치유에 큰 도움을 줄 수 있다. 그러나 환자들은 압력손상이 결국 심각한 결과로 이어질 수 있다는 점을 이해하지 못하는 경우가 많다. 반복적인 교육이 필요하다.

Chapter 25

피부세포, 활성화하려면?

▶ 조직재생이 원활히 되도록 피부세포 기능을 활성화해야 하는데 임상적으로 적용할 수 있는 치료는?

혈류(조직산소화)가 만족스럽고 감염과 압력손상이 없다고 하더라도 당뇨발이 성공적으로 치유되기 위해서는 결국 섬유아세포, 각질세포 등 창상치유를 책임지고 있는 피부세포들이 이동하고, 세포분열과 세포외기질 합성을 통해 결손된 부위를 채워야 한다. 그러나 당뇨발 환자들의 경우 이런 세포기능이 저하돼 있어 향상치유가 실패하는 원인이 되기도 한다. 당뇨발 환자에서 세포기능이 저하되어 있는 이유는 크게 두 가지이다. 당뇨로 인한 세포 자체의 기능부전과 세포활동에 필요한 영양분의 결핍이다.

1 세포 자체의 기능을 활성화시키기 위한 치료법

1) 세포치료 및 성장인자 제품

여러 종류의 세포치료를 할 수 있는데 시설, 장비, 인력, 허가 등이 필요하기 때문에 일반적으로 시행하기는 어렵고, 간단하게는 세포치료제를 사용할 수 있다. 자가 섬유아세포 치료제와 동종 각질세포 치료제가 있으나, 현재 국내에서는 각질세포 치료제만 사용 가능하다(그림 25-1). PRP (platelet-rich plasma)는 PDGF, VEGF, TGF-β 등 성장인자들을 다량 포함하고 있어 섬유아세포, 각질세포, 혈관내피세포 등에 직접 작용하여 세포증식, 혈관신생, 재상피화를 촉진한다. EGF나 PDGF 등 성장인자 제품도 세포활성화에 도움이 된다.

2) 드레싱제

최근에는 몇몇 드레싱제도 첨단 기술을 사용하여 피부 세포 기능을 활성화시키기 위한 목적으로 출시되었다. 먼저 생체전기(bioelectric) 드레싱제가 있다. 은(silver)이온과 아연(zinc)이온을 기반으로 한 마이크로셀 배터리가 있어 창상 삼출액이나 생리식염수 등과 만나면 미세전류를 생성하는 드레싱제이다. 이 미세전류는 각질세포, 섬유아세포, 면역세포 등 다양한 세포의 이동과 증식 등 세포기능을 직접적으로 활성화시킨다(그림 25-2).

Nano-oligosaccharide factor (NOSF) 드레싱제도 있다. 창상치유를 방해하는 단백질분해효소를 억제하고, 피부 섬유아세포나 각질세포 등의 기능을 촉진하는 역할도 한다. 섬유아세포의 증식 및 이동, 콜라겐과 세포외

그림 25-1

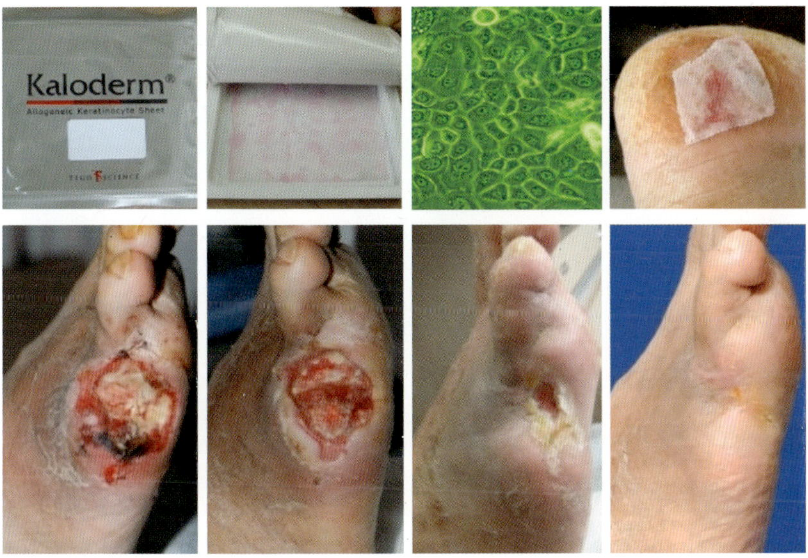

각질세포 치료제와 그 효과의 예

그림 25-2

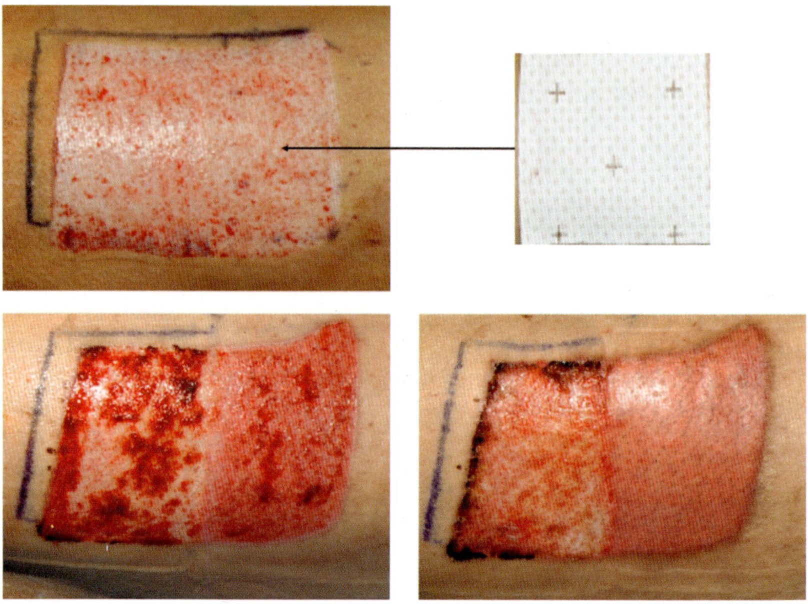

Bioelectric 드레싱제의 효과

(좌) 당뇨환자의 피부이식 공여부 치료를 위해 공여부 반쪽은 폼드레싱제로, **(우)** 다른 반쪽은 bioelectric 드레싱제로 치료했다. Bioelectric 드레싱제 치료부위의 치유속도가 훨씬 빠르다.

기질 합성을 촉진한다. 각질세포에서는 이동속도를 증가시키고, 혈관내피세포의 기능도 개선되어 신생혈관생성이 촉진되는 환경이 만들어진다. NOSF 드레싱제는 만성창상, 특히 당뇨발이나 정맥궤양 등의 치료에 효과가 있다는 연구결과가 다수 발표되었다. 국제적으로 악명이 높은 우리나라에서도(드레싱제에 추가적인 효과를 위해 창상치유에 도움이 될 수 있는 물질을 첨가하는 경우, 대부분 이 첨가 물질에 대한 가격을 별도로 인정해 주지 않는다) NOSF성분이 포함된 폼드레싱제는 일반 폼드레싱제보다 가격을 높게 책정해 주었다(그림 25-3).

진피의 구성성분인 콜라겐이나 히알루론산 등이 함유된 생물학적 드레싱제도 섬유아세포나 각질세포가 안정적으로 부착하여 세포 이동과 세포외기질 합성이 원활해지도록 도움을 준다. 우리가 정글에서 길을 걷는다고 가정해 볼 때, 수풀을 헤쳐가면서 걷는 것보다 앞서간 사람들이 미리 만들어 놓은 길을 걷는 것이 훨씬 수월한 것과 같은 원리이다. 자신들이 만들어야 할 세포외기질들이 주위에 미리 만들어져 있으면 세포들이 훨씬 쉽게 일을 할 수 있는 것이다.

3) 장비

음압창상치료(negative pressure wound therapy, NPWT)는 물리적인 힘으로 섬유아세포, 각질세포, 혈관내피세포 등의 이동 및 증식을 활성화한다. 고압산소치료 등의 산소치료도 혈관내피세포증식, 섬유아세포 활성화, 콜라겐합성 증가를 유도한다. 전기자극치료(electrical stimulation therapy)는 세포막 전위 조절, 세포이동 및 증식 촉진, 혈류증가의 효과가 있다. 저레벨 레이저치료(low-level laser therapy, LLLT)도 세포내 미토콘드리아를

그림 25-3

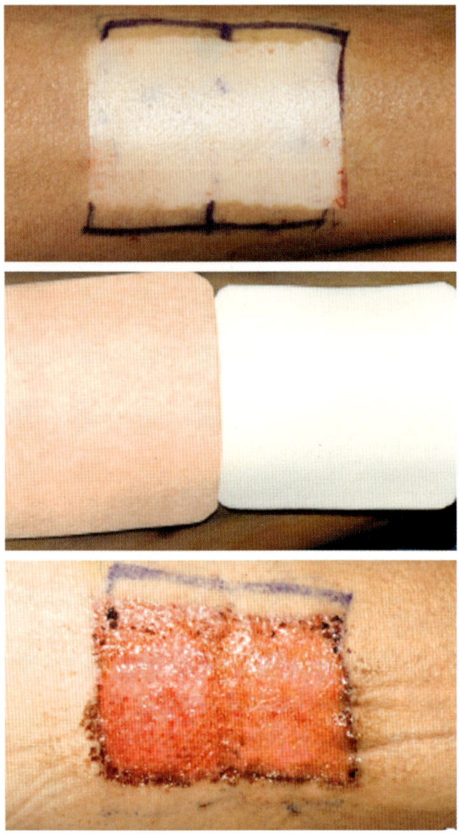

(좌) NOSF드레싱제의 효과. 당뇨환자의 피부이식 공여부 치료를 위해 공여부 반쪽은 일반 폼드레싱제로, **(우)** 다른 반쪽은 NOSF가 첨가된 폼드레싱제로 치료했다. NOSF 드레싱제 치료부위의 치유속도가 훨씬 빠르다.

자극하여 ATP 생산을 증가시킴으로써 피부 각질세포와 섬유아세포를 활성화한다(그림 25-4).

2 세포활동에 필요한 영양소 공급

공장에서 제대로 된 제품을 생산하려면 공장 자체의 제조시스템도 잘 작동해야 하겠지만, 제품 생산에 필요한 재료들이 있어야 하는 것과 같은 원리이다. 각각의 역할이나 기능에 대해 이 책에서 자세히 설명하지는 않겠지만 DNA 합성, 세포분열, 콜라겐 합성, 효소나 호르몬 합성 등에 필요한 대표적인 영양소들이 있다. 필수 아미노산, 단백질, 비타민 C, 비타민 A, 비타민 B, 아연, 마그네슘, 철 등이다. 이들의 부족은 혈액검사를 통해 진단가능하다. 우리나라 당뇨발 환자들을 보면 필요한 영양소들이 결핍되어 있는 경우가 많다. 저자의 연구팀이 조사한 바에 따르면 혈색소는 87%, 단백질이나 알부민은 각각 24%와 39%, 비타민 C는 55%, 철분은 63%, 아연은 60%에서 낮았다.

3 치료 시 주의사항

세포기능을 활성화하기 위한 치료 시 고려해야 할 중요한 문제가 두 가지 있다. 첫째는 세포기능을 어떻게 진단하느냐이다. 연구목적으로 세포기능을 알 수 있는 방법들은 많이 있지만 임상적으로 적용하기는 어렵다. 저자의 경우 이 문제를 해결하기 위해 혈중 콜라겐 수치를 측정하는 방법을 연구한 적이 있다. 세포의 기능이 좋다면 창상발생 시 평소보다 더 많

그림 25-4

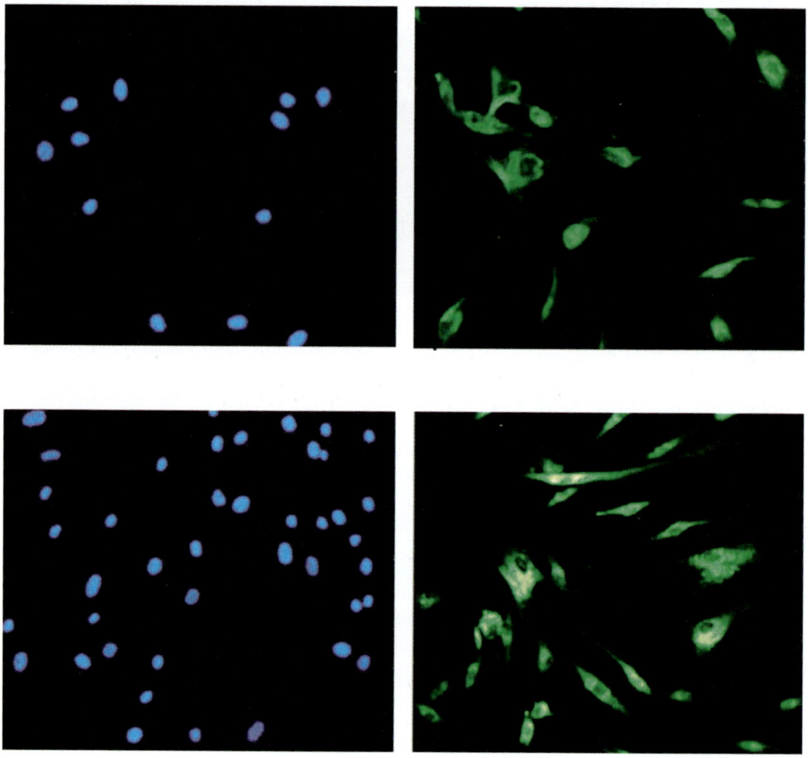

저레벨 레이저치료의 효과

(상) 저레벨 레이저치료를 받지 않은 섬유아세포의 증식(파란색) 및 콜라겐 합성(녹색).
(하) 저레벨 레이저치료를 받은 섬유아세포의 증식(파란색) 및 콜라겐 합성(녹색).

은 콜라겐을 합성해야 하므로 혈중 콜라겐농도가 올라간다는 원리를 이용한 것인데, 꽤 유용한 결과를 얻었다. 그러나 이 방법도 아직은 표준 진료로 인정받지는 못한다. 현 상황에서 권유하고 싶은 방법은 '2 week challenge'이다. VIP의 문제가 없거나 해결됐다고 판단되는 경우, 2주간 창상을 치료해 보고 창상이 호전되는 징후가 보이지 않는다면 피부세포의 기능이 저하돼 있다고 진단하는 것이다. 직접적인 방법은 아니지만 현실적으로는 가장 쉽고 간단히 적용할 수 있는 방법이라고 생각한다.

또 하나 고려해야 할 점은 감염 혹은 세균부하와의 감별이다. 좀 전에 VIP가 해결된다면 세포활성화 치료를 고려해 볼 수 있다고 했지만, 진단이 명확한 V나 P와는 달리 I의 경우는 'silent infection'(제20장)이 많기 때문에 이를 I 문제가 해결됐다고 오진할 수 있다. 세포활성화 치료에서는 주의 깊게 창상을 관찰해야 한다. I의 문제가 있는데 세포활성화 치료를 하면 세균이 더 활성화돼서 감염이 더욱 악화되기 때문이다.

요 약

VIP가 해결됐다고 창상이 치유되는 것은 아니다. 결손된 창상이 채워지기 위해서는 피부 세포들이 이동하고, 분열하고, 신생조직을 만들어야 하기 때문이다. 그런데 당뇨발에서는 피부세포기능이 저하돼서 이에 대한 치료가 필요한 경우가 많다. 임상적으로 사용가능한 방법들이 많이 있으니, 이 중 치료자가 적용 가능한 방법으로 치료하면 된다. 단 'silent infection'이 있을 수 있으니 주의를 요한다.